# 白米が健康寿命を縮める

## 最新の医学研究でわかった口内細菌の恐怖

花田信弘



光文社新書

# はじめに――菌血症の恐怖

みなさんは、「菌血症《きんけつしょう》」という言葉を聞いたことがありますか。

菌血症とは、血液の中に細菌が入り込んだ状態のことです。感染症などでも細菌やウイルスが血液の中にまで入り込むことがあります。聞き覚えのあるところでは、エボラ出血熱や、ＨＩＶなどがあります。こういった感染症の場合には、感染するとさまざまな症状を発して体調が悪化したり、また体の免疫機構が働いて回復したり、ということが起こります。

菌血症というのは、そこまでいたらずとも、血液の中に入り込んだ細菌が毒素を放ちながら増殖し、慢性的に悪さをする状態です。もちろん、菌血症の菌が急激に増えた場合には、敗血症《はいけつしょう》という症状を起こし、悪化したり、放置すると死にいたることもあります。

しかし、そこまでいたらなくても、本来は無菌状態であるべき血液中に細菌が侵入し、菌血症の状態が長く続くと、血管のあちこちで慢性炎症が続き、それを修復するために瘤《こぶ》（アテローム）ができて虚血性疾患の原因となったり、血管自体がもろくなって老化が早くなったりするのです。

さて、体の中で、唯一、日常的に、菌が簡単に血液の中に入り込める場所があります。それは、歯と歯茎の間の炎症でできたすき間と、その奥にある血管です（人の硬組織の中でむき出しになっているのは歯だけであり、また同じように細菌のたくさんいる腸内は、細菌叢《さいきんそう》に対する防御機能が働いていて、細菌を血管内に侵入させません。たとえ菌血症が起きても、肝臓でブロックされるので、全身性菌血症にはなりません〔これを門脈《もんみゃく》菌血症といいます〕）。

しかし、歯と歯茎の間からたやすく入り込んだ口の中のさまざまな細菌は、血液の中で増殖しながら慢性的に存在し、血管の炎症を起こすことで、体内でさまざまな病気を引き起こしていることがわかってきました。

これは本文で詳しく説明いたしますが、体内のさまざまな疾患の部位から、口腔内の細菌が実際に見つかっています。

口腔細菌や歯周病菌が、脳梗塞《のうこうそく》や心筋梗塞、肺炎の原因になる——こういう話を、ここ数年耳にされた方も多いと思います。ニュースやワイドショー、健康番組の特集などをよくご覧になる方は、とくに聞き覚えがあるでしょう。

とはいえ、そんなこともあるのかなあ、まあ、歯みがきはきちんとして、口の中はきれいにしていたほうが、長生きにもつながるだろう、ぐらいの気持ちで、そのまま忘れてしまっている方も多いのではないでしょうか。

しかし、ここ数年の技術の発達で、さらにさまざまなことが、詳しくわかってきました。

ある人の歯周病細菌の種類は、その人の足の動脈硬化部位から採取した歯周病細菌と同じであること、アメリカの若者に3週間、歯みがきをしないでいてもらう実験をしたところ、血液中の細菌毒素が増えすぎてしまったこと、リウマチや脳梗塞の疾患の部位から口腔細菌に関連する物質が検出されたこと、さらには血管の疾患だけでなく、がんや認知症、糖尿病などにも口腔細菌が関与していること——などです。

そして、この口腔細菌のやらかすことの恐ろしい点は、それが長年の間、気づかないうちにじわじわと進行するということです。そして気づいたときには、もう遅い。

では、こうしたことに気づいた今から、歯みがきを習慣づければよいのか、といえば、話はそう簡単ではありません。口の中の細菌は、いちどバイオフィルムを形成してしまうと、歯みがきやうがいなどでは簡単には除去することができず、特別な対策が必要となることもわかっています。

さて、こうした細菌が増える原因としては、なんといっても糖質過多の現代の食生活があげられます。そしてその糖質というのは、子どもが大好きなお菓子やケーキ、ジュースに含まれるだけでなく、みなさんが毎食欠かさずにとっている主食（日本人であればとくに白米）にたくさん含まれているのです。そして現代の日本人の歯原性菌血症の大きな原因となっているのは、白米などの主食過多の食生活だと私は思っています。

これは本文（とくに第3章）で述べていくことですが、じつは、骨や歯の化石、古人骨などを調べていくと、人類の農耕開始前にはなかった虫歯が、農耕開始後には増え、同時に骨の発育も悪くなり、寿命も短くなっていることがわかるのです。

じつは糖質のみが虫歯の原因であり、歯周病菌のエサとなります。ですから、歯原性の菌血症、そしてそれが引き起こす慢性炎症、慢性疾患を防ぐためには、問題のある糖類と糖質をとらなければよいのです。しかし、やはりそれは無理、ということであれば、できるだけ糖質摂取を控えるとともに、口の中の細菌をうまくコントロールする方法を学ばなければなりません。

血管の老化は、特定の疾患だけでなく、体全体の老化につながります。病気にかからずに、元気に若々しく老いを迎えるために、誰でもできること、それが口腔内細菌の働きをよく知り、口の中の状態をよくすることなのです。

この本では、最新の研究の成果から、口腔内の細菌の恐ろしさ、菌血症になる原因、そして栄養学でぜひとも見直すべき点、さらに口腔内環境をコントロールする具体的な方法、生活習慣、などをお伝えしていきます。

まず第1章で、歯原性菌血症とは何か、そしてそれが各種疾患につながるしくみを、エビデンスを交えながら解説します。第2章では、菌血症から引き起こされる「慢性炎症」について、続く第3章では人類学や歴史資料も交えながら、人類と主食（糖質）と歯や骨の関係を知り、栄養学を再考します。第4章では、炎症を起こさないための食事について考え、最後の第5章では、私たちが勧める歯の最新の治療法、口腔ケア法についてご紹介します。

その口腔ケア法は、歯原性菌血症を防ぐために、非常に有効で確実な方法です。しかし、まだ広まってはいません。これをぜひとも多くの人に広め、歯みがきに加えたみなさんの日々の習慣としていただき、すべての人の健康増進につなげていただきたいと、一人の歯科研究者として願っています。

歯みがきという習慣は、それがおこなわれるようになってから、じつはわずか100年ほどしか経《た》っていません。とはいえ、その習慣がきちんと定着するまでに、100年もかかった、ともいえます。

歯みがきの習慣が始まったころには、まだ人の寿命は50年ほどでした。しかし今、寿命が100歳を超えるのがあたりまえになった時代に、また新しい技術が確立されている時代に、寿命が50年のころと同じ技術で歯のケアをし続けているのも、もったいない話です。

ぜひ一日も早く、口内細菌の恐ろしさと、白米や砂糖など糖質の害、そして新しい適切な口腔ケアについて知っていただきたいと思います。

花田　信弘

# 白米が健康寿命を縮める——目次

## 第2章　口内の細菌が全身で起こす慢性炎症

# 第3章

# 人類は主食によって歯を失った——口内の細菌と人体の歴史

三大栄養素のうち、炭水化物だけが虫歯の原因／エナメル質の虫歯は砂糖が原因、象牙質の虫歯は米が原因／稲作が広まるにつれて虫歯の数も増えている／チンパンジーには虫歯がない／人類は「おいしい味」を追求しすぎた／原始人の生活をすれば歯みがきはいらない／歯みがきをしないと動脈硬化マーカーが上昇／WHOが警告——砂糖は10％から5％へ／GI値が高い（血糖値の上昇が速い）食品と、口腔内のpH値／古代人の虫歯は、米による成人虫歯／米中心の和食は本当に健康食？／江戸～明治の日本人がもっとも低身長／江戸時代に急増する虫歯／「肉食禁止令」——主食偏重への歴史的プロセス／太閤検地により石高制（米＝貨幣）が確立／食料確保は、「カロリーベース」から「栄養価ベース」に変わるべき／「江戸わずらい」という生活習慣病／「カロリー防衛」で失敗した日露戦争／大正時代の都会で「子

# 第1章　口内の糖質と細菌が、血管を滅ぼす

## 口の中や血管内で増殖する悪玉菌

さて、まず第1章では、歯原性菌血症について見ていきましょう。

「体に悪いものはできるだけ口に入れたくない」と、農薬や食品添加物の含有量を気にする人は多いと思います。

たしかに、健康を損なう恐れのある物質は、なるべく体内に入れるのは避けたいもの。作物の生産方法や添加物の種類をチェックしたり、加工食品を控えたりすることは意味のあることです。

とはいえ、農薬や食品添加物が体に影響を与えるのは、基本的には体内に入った分量のみです。体内に入る量を減らせば、その分、リスクも低くなると考えられます。少なくとも、体内で増殖するということはありません。

一方で、人間の体内に侵入し、そこで増殖してしまうものがあります。それが「口腔内細菌」です。

口腔内細菌は、一晩でも歯みがきをしないで眠ると、確実に増殖し、虫歯の穴や、歯と弱った歯茎のすき間から血管内に入り込み、血液と一緒に全身を巡ります。

血管に入り込んでからも毒素を吐きながら自己増殖をくり返すという、とても恐ろしい性質を持っているのです。

人の体は、約37兆個の細胞で構成されていますが、体に棲《す》みついている細菌の数は、その3倍、約100兆個にものぼります。

このうち、口腔内には約700菌種、約100億個の細菌が棲んでいます。

年齢や歯みがきのレベルによって異なりますが、この口腔内常在菌と呼ばれる細菌の7割程度が平素無害菌、いわゆる日和見《ひよりみ》菌や善玉菌で、残りの3割が歯周病細菌などの悪玉菌です。

善玉菌ばかりなら理想的ではありますが、無垢《むく》な赤ちゃんではない限り、一定の悪玉菌が存在することはいたしかたありません。悪玉菌がいても、善玉菌が7割以上というバランスを維持できていれば、口腔内の健康は保たれます。

ところが、歯周病や虫歯があると、悪玉菌である歯周病菌や虫歯菌などの口腔内細菌が増えてしまいます。これらの悪玉菌は、歯の表面に張りつくような状態で、「バイオフィルム（細菌がスクラムを組んだようにくっついて溜《た》まっている状態）」を形成し、どんどん増殖していきます。

## 物理的に砕くしかないバイオフィルム

ここで、バイオフィルムについてご説明しましょう。

歯垢《しこう》、またはデンタルプラークという言葉はお聞きになったことがあると思います。デンタルプラークとは、歯の表面にへばりついている白っぽくて粘《ねば》り気のあるもののことです。このデンタルプラークは、糖質の鎧《よろい》を着て、バイオフィルムを形成します。

キッチンの流し台や、お風呂場の浴槽などを掃除していないと、ヌルヌルしたものがへばりつきますが、これもバイオフィルムの一つです。掃除をしてこすりとらなければ、菌がどんどん増殖してしまいます。

デンタルプラークも、毎日の歯みがきですぐにすべてを取り除くことができればいいのですが、そのまま放置すると、糖質の鎧ができてしまい、歯みがきでは取り除けなくなります。さらに放置すると、唾液《だえき》の中にあるカルシウムやリン酸によって石灰化してしまい、石のように硬くなって「歯石」になります。そして歯石の表面はざらざらしていますので、さらにプラークがつきやすくなってしまいます。

鎧を着たバイオフィルムの中には、細菌がびっしりとスクラムを組むようにへばりついています。

口の中のこうした状態を、バイオフィルムの一つとしてとらえるようになったのは、わりと最近のことです。そもそも20年くらい前までは、医学界に「バイオフィルム」という概念がなく、「虫歯菌を抗菌薬で退治しよう」と試みていたのです。

しかし、抗菌薬は浮遊している細菌を殺菌することはできますが、バイオフィルムの中でスクラムを組んだ細菌を殺菌することはできません。バイオフィルムの中の細菌を殺菌するためには、まず物理的に砕《くだ》くしかないのです。

歯石の段階まで進んだバイオフィルムを通常の歯みがきで取り除くことはできませんので、歯科で徹底的な歯のクリーニング（ＰＭＴＣ：Professional Mechanical Tooth Cleaning）をおこなう必要があります。専門的なケアでバイオフィルムのスクラムを崩せば、抗菌薬も効果を発揮させることができます。

歯にへばりついているバイオフィルムは、虫歯菌や歯周病菌などの細菌の温床で、１㎎の中には、およそ１億個もの細菌が存在し、どんどん増殖しています。

歯周病や虫歯にかかることそのものも問題ですが、さらに大きな問題として、増殖した口腔内細菌が、口の中だけに留《とど》まってはいないということにあります。

バイオフィルムの中で増殖した口腔内細菌は、とても簡単に体の中（血管内）に入り込んでしまうのです。

**歯肉溝浸出液は細菌の大好物**

毒素を持つ細菌が、血管内に入り込むことができる場所は、口腔内のたった2か所です。

一つは虫歯の穴。虫歯の穴から血液中に細菌が入り込みます。ですから虫歯はけっして放置してはいけません。虫歯は自然治癒しない「傷口」なのです。

そしてもう一つが、歯と歯茎の境目にある、ほんの少しの溝《みぞ》のようなすき間、「歯肉溝《しにくこう》」です。

この溝の深さは、健康な歯茎では1～2ミリ程度ですが、傷ついたり炎症を起こしたりして弱くなると、溝が深くなります。溝が4ミリ以上になってしまった場合は、健康な歯肉溝とは区別して「歯周ポケット」と呼ばれます。

歯肉溝の奥には、歯の表面のセメント質と歯槽骨《しそうこつ》（歯茎の骨）の境目に「歯根膜繊維《しこんまくせんい》」（歯根膜）があります。

図１－１　歯の内部

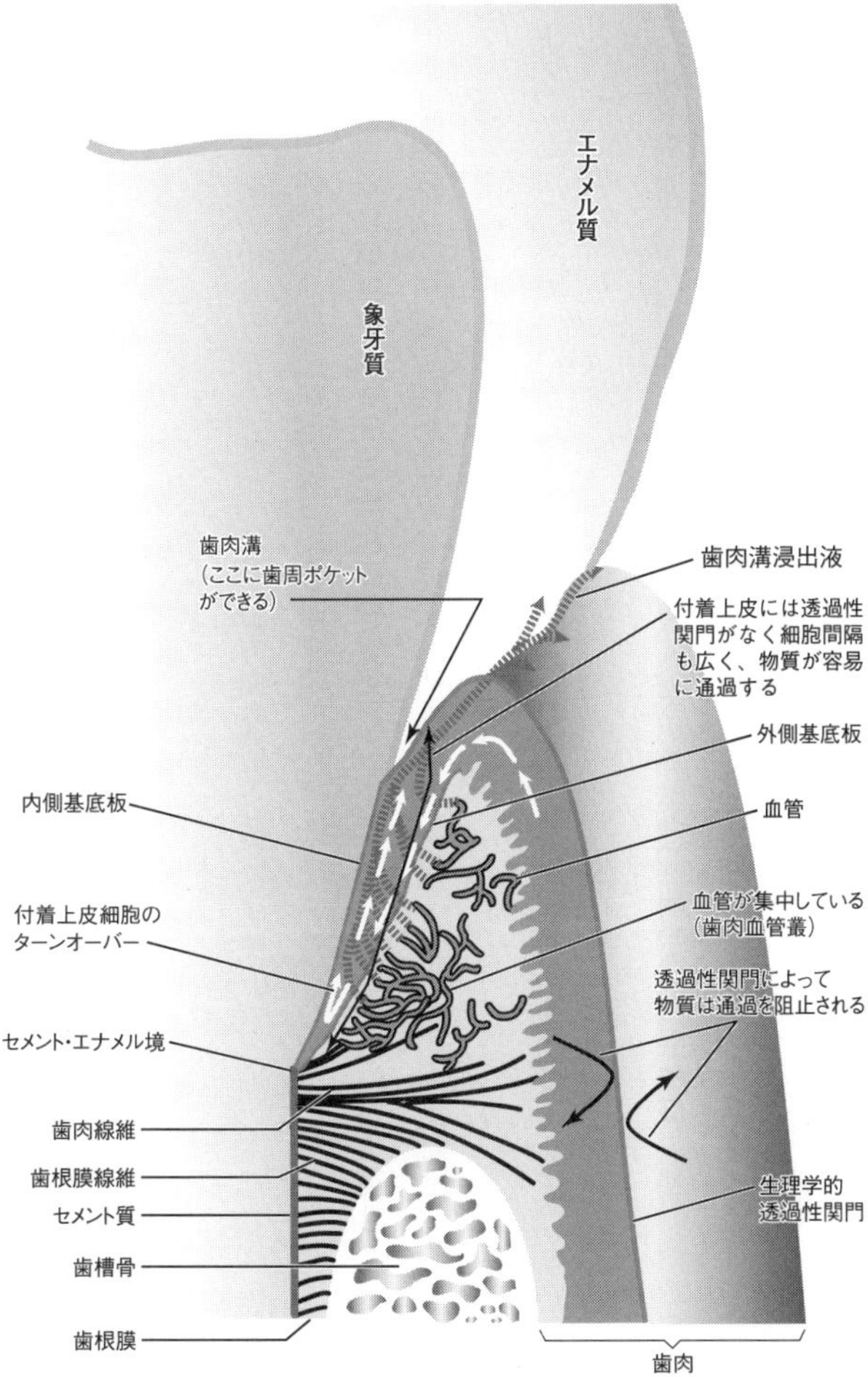
エナメル質
象牙質
歯肉溝
(ここに歯周ポケット
ができる)
歯肉溝浸出液
付着上皮には透過性
関門がなく細胞間隔
も広く、物質が容易
に通過する
外側基底板
内側基底板
血管
付着上皮細胞の
ターンオーバー
血管が集中している
(歯肉血管叢)
透過性関門によって
物質は通過を阻止される
セメント・エナメル境
歯肉線維
歯根膜線維
生理学的
透過性関門
セメント質
歯槽骨
歯根膜
歯肉

この歯根膜というのは、歯を歯槽骨につなぎとめている懸架《けんか》組織で、歯周靭帯《じんたい》とも呼ばれます。歯根膜は歯根膜繊維の集合体です。通常は歯と歯肉のバリアの役割をしていますが、この部分まで破壊されてしまうと、歯周病はかなり進行していることになります（図1－1）。

バイオフィルムの中にうじゃうじゃ繁殖している悪玉菌は、歯周病を進行させて、歯と歯茎の溝を広げ、歯肉に潰瘍《かいよう》を作ってしまいます。

そして、恐ろしいのはそれだけではないのです。バイオフィルム由来の悪玉菌は、弱くなった歯根膜繊維のバリアが外れた部分、つまり潰瘍面から侵入し、歯肉の毛細血管を入り口にして、血管の中に入り込んでしまうのです。

このように、口腔内の傷口から血管内に細菌が侵入する現象を**「歯原性菌血症」**といいます。

同じく細菌が血液中に入る病気で、限度を超えた大量の細菌が血管内に侵入し、そこで増殖を始めた場合、菌血症ではなく「敗血症」という名前に変わります。菌血症は慢性の病気を引き起こしますが、敗血症は、急性の致命的な病です。

図１－２　口腔内細菌の２タイプ

**○歯周病菌グループ**

あらかじめ毒素を持つタイプの細菌

内毒素（＝エンドトキシン＝リポ多糖〔LPS〕）を持つ。

強い発熱性がある。毒作用が比較的弱い。

耐熱性がある。ホルマリンで無毒化されない。

**○虫歯菌グループ（ミュータンス菌・連鎖球菌グループ）**

体内で毒素を放出するタイプの細菌

外毒素（＝エキソトキシン）を持つ。

発熱性はほとんどない。毒作用が強力な菌もいる。

熱で失活する。ホルマリンで無毒化される。

## 「毒を持つ細菌」と「毒を放出する細菌」

では、口腔内細菌の中の悪玉菌とは、どのような菌なのか、見ていきましょう。

口腔内細菌のうちの悪玉菌は、その悪さの仕方によって、大きく２つのグループに分けることができます。「あらかじめ毒素を持つタイプの菌」と「体内で毒素を放出するタイプの菌」です。

前者の「あらかじめ毒素を持つタイプの菌」が出す毒素を、内毒素＝エンドトキシンといいます。そして「体内で毒素を放出するタイプの菌」が出す毒素を外毒素＝エキソトキシンといいます。２グループの菌は、体内に入り込むと、それぞれ違うやり方で悪さを働きます。

まず、虫歯菌の毒素が相当する外毒素・エキソトキシンについて説明しましょう。

こちらは外毒素という性質上、急激な炎症を発症させます。たとえば、細菌性の食中毒や急性肺炎なども、この外毒素による急性炎症が起こす病気です。

エキソトキシンが起こす恐ろしい病の一つが、感染性心内膜炎です。心内膜炎とは、心臓壁の内側の膜である心内膜に起きる炎症です。

感染性と非感染性に分けられますが、感染性の場合は、口腔内細菌が原因となっているケースが多いと見られています。

抜歯をされたことのある方は、抜歯後に抗菌薬を処方されたご経験があると思います。抜歯によって大きな傷を負った歯茎は、細菌が非常に入り込みやすい状態になっているのです。抜歯による菌血症は、医療処置が原因となった菌血症ということで、「医原性菌血症」と呼ばれます。

この抜歯による医原性菌血症を防ぐため、抗菌薬が処方されているというわけです。もし大量の細菌が侵入し、エキソトキシンが毒素を放出しまくり、急性心内膜炎を発症すると、場合によっては即死、ということもあります。

抗生物質は、風邪の場合などにむやみに処方されることが問題になっていますから、もしかしたら歯科治療後の抗菌薬についても、自己判断で飲まなかったり、飲み忘れてしまう方も多いのではないでしょうか。

しかし、心臓に病気がある方や、体内に人工物を埋め込んでいる方にはとくに、抜歯後の抗菌薬は、きちんと服用することをおすすめします。

こんな話があります。イギリスの医学会では、それまで続けていた抜歯前の連鎖球菌用の抗菌薬の投与について、必要ないと判断し、２００８年以降は心内膜炎予防のガイドラインにおいても「抜歯前の抗菌薬投与をやめる」と変更したのです。

ところが、変更の年を境に、イギリス全土で感染性心内膜炎の患者数が目に見えて増えてしまったのでした（図１－３、図１－４）。

このデータが発表されたのは２０１４年、まだ最近のことです。現在、イギリスでは、この結果を受けて困惑し、当局は対策に追われているようです。

ただし、菌血症の恐ろしさはエキソトキシンによる急性炎症の問題だけではありません。急性の場合には、抜歯の前後に抗菌薬を投与するなど、発症を予測してできる対応策があるからです。

問題は、慢性的な炎症を起こし、生活習慣病に大きく関係する、内毒素、エンドトキシン

## 図１－３　英国・NICE診療ガイドラインの変更による予防投薬の減少

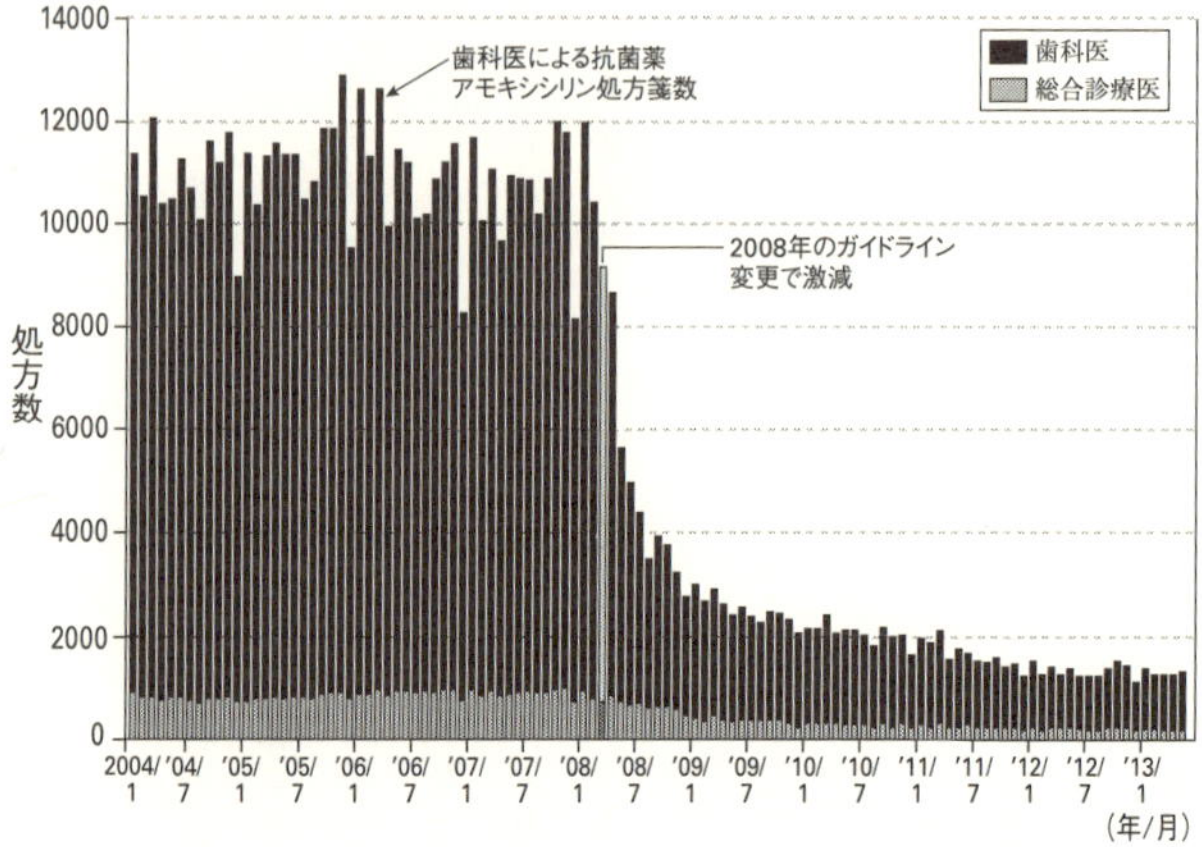


出典：Lancet 2014

## 図１－４　英国における感染性心内膜炎の増加

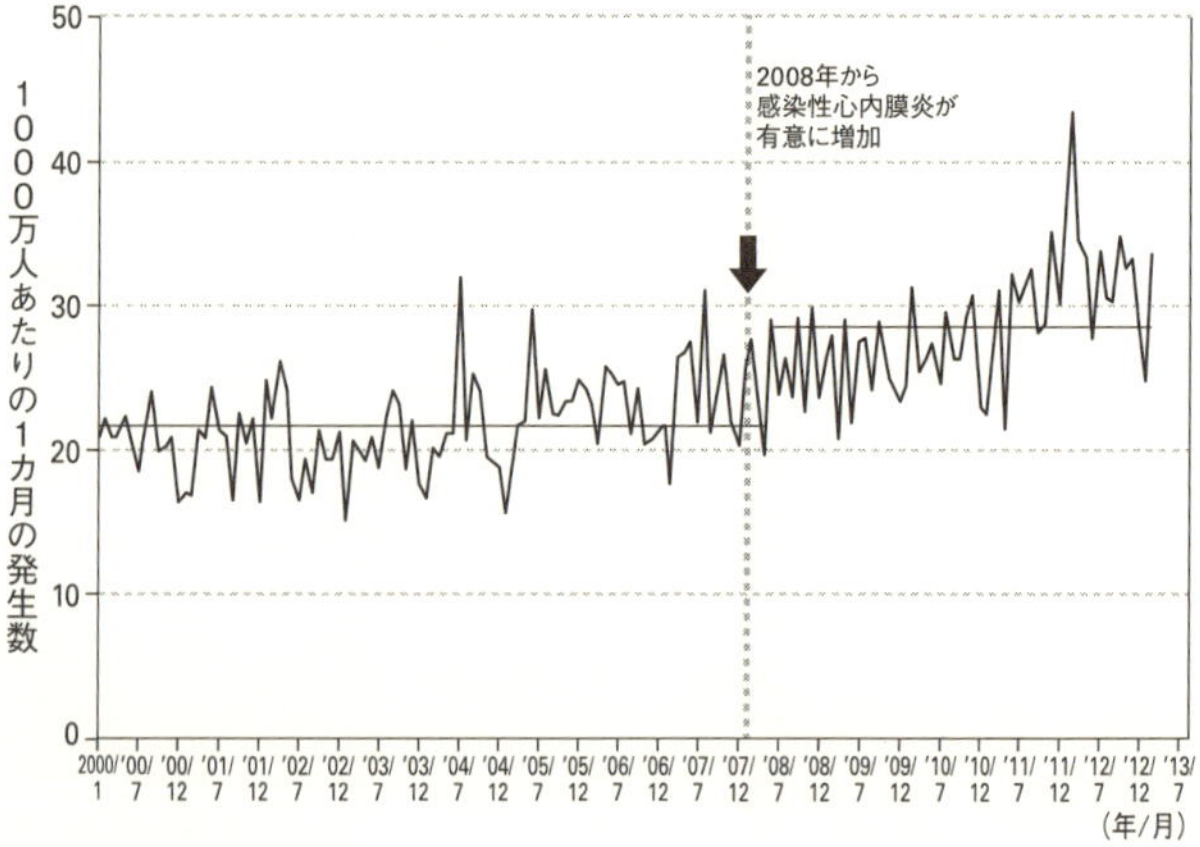


出典：Lancet 2014

のほうです。

**真綿で首を絞めるエンドトキシン**

先にあげた比較表（図１－２）では、毒性が比較的弱いと表記されている歯周病菌グループの内毒素＝エンドトキシンですが、弱いといっても安心できるわけではありません。

エンドトキシンがおこなう悪さは、**「サイレント・ディジーズ（静かな疾患）」**と表現されます。なぜならばエンドトキシンは、約10年から30年近くかけて、静かに、しかし深く、慢性炎症を進行させていくからです。私たちが気づかないうちにじわじわと、真綿《まわた》で首を絞めるかのように。

このやり口は、細菌に善悪の意図はないにせよ、私たち人間の側から見ると非常に悪質であるといわざるを得ません。

後ほど詳しく述べますが、慢性炎症はあらゆる生活習慣病の原因です。ひそかに進んだ慢性炎症から、高血圧症や糖尿病などの生活習慣病、認知症やリウマチを発症してしまったら、もう手遅れという場合が多いからです。

## とくに危険な菌種「レッドコンプレックス」

さて、エンドトキシンである歯周病菌には、さまざまな菌がありますが、中でもとくに危険な3つの菌種を「レッドコンプレックス」と呼びます。

その3つとは、

○ポルフィロモナス・ジンジバリス（*Porphyromonas gingivalis*）
○トレポネーマ・デンティコーラ（*Treponema denticola*）
○タンネレラ・フォーサイシア（*Tannerella forsythia*）

です。「ジンジバリス」など、いかにも怖そうな名前です。

他にも、アグリゲイティティバクター・アクチノミセテムコミタンス（*Aggregatibacter actinomycetemcomitans*）やプレボテラ・インターメディア（*Prevotella intermedia*）も危険度の高い細菌です。

歯科では、これらの歯周病菌を危険度の高い順にまとめていますが、レッドコンプレックスを頂点として、オレンジやブルー、グリーン、イエローコンプレックスなどに色分けされています。一説には、この分類をした研究者のお孫さんが、『ゴレンジャー』などの戦隊ヒーローモノが好きだったからだともいわれています。

**90年前の発見に、ようやく科学的根拠が**

さて、外毒素のエキソトキシンの場合は、急性で発症しますので、臨床データがとりやすく、エビデンス（科学的根拠）レベルも高いということになります。その分、予防や対応策も講じやすいでしょう。

しかし、内毒素のエンドトキシンのほうは、数十年かけて生活習慣病を発症させますから、どの細菌がどの病気にどう関係したか、データをとるのが非常に難しいのです。

実際に、歯と全身の病気との関係については、約90年前に、米国のウェストン・A・プライス博士が、歯科医療者の教科書『DENTAL INFECTIONS』でも発表しています。プライス博士は１９３０年代に、世界各地で十数年にわたるフィールドワークを積み重ね、虫歯も歯周病も不正咬合《こうごう》もなかった先住民族たちが、西洋から持ち込まれた近代化された食事をとるようになってから、虫歯や歯周病に見舞われ、歯並びも悪くなり、歯を喪失するだけでなく健康状態にも悪影響を及ぼしていることを観察し、報告しました。このプライス博士の主張は現在でも支持されているのですが、時代が時代だけに科学的根拠は乏しく、それ以降も、科学的根拠となるデータがなかなかとれていませんでした。

ですから、歯科と生活習慣病との関わりの話は、これまではエビデンスレベルの低い話であるとみなされてきたわけです。エビデンスを高めようと思っても、人間はモルモットではありませんから、歯をみがかせずにその影響を長い間見る、などという研究もおこなうことはできませんでした。

しかし現在、解析技術の進歩により、プライス博士の出版から90年が過ぎて、「さまざまな生活習慣病の発症と重症化に、やはり歯が関係していた」という科学的根拠が出てきました。捜査のウラが取れてきた、というわけです。

**細菌と免疫との戦い＝炎症**

ではなぜ、血液中に細菌が侵入し、菌血症に陥ると、さまざまな疾患につながるのでしょうか。

それは、人体の免疫機能と関係しています。

細菌が血液中に侵入すると、身体は異物を排除して生体の恒常性を維持しようと反応します。その結果、さまざまな免疫細胞などの生体内成分が、その排除のために働きます。

この免疫細胞の力に感謝したいところですが、そこで安心はできません。なぜならば、そこで起きている細菌と免疫細胞との戦い、生体内のジリジリとしたバトルそのものが、炎症性反応で、それが続くことが、「慢性炎症」だからです。

そして、生活習慣病をはじめとしたほとんどの慢性病は、この慢性炎症が長引き、積み重なることによって起きてきます。

菌血症と関連して起こる慢性炎症と、発症する病気については、次の第2章で詳しく説明します。

## 細菌は歯肉溝浸出液が大好物

さて、細菌はどのようにして血管に侵入するのでしょうか。

前述したように歯原性菌血症は、口腔内の傷口や炎症を起こした潰瘍部分から、血管内に細菌が侵入するという現象です。つまり、虫歯や歯周病を発症して、歯がグラグラ、グジグジした状態であったり、歯茎が腫《は》れて炎症を起こしている状態だと、口の中に虫歯菌や歯周病菌が増えるばかりか、そのグジグジとした歯茎から、歯が左右に揺れるたびに、陰圧と陽圧がくり返され、まるでポンプで注入するように細菌がどんどん入り込んでしまうというわけです（図1－5）。

歯肉溝には、唾液とは異なる「歯肉溝浸出液」が分泌されています。歯肉溝浸出液には、本来は白血球や抗体などの免疫成分が含まれており、細菌から歯を守る働きを担っています。

この歯肉溝浸出液は、成分に赤血球が含まれていないので赤くはありませんが、それ以外の成分は血液とほとんど同じです。

免疫成分が含まれた血液中で増殖できる菌というのはあまりいないのですが、歯周病菌は血液や歯肉溝浸出液が大好きなのです。

歯周病菌は、歯と歯茎の境目でバイオフィルムを作って増殖し、大好物の歯肉溝浸出液を栄養源にしながら、歯肉の潰瘍《かいよう》面に侵入し、毛細血管から人体の中の血管に入り込み、さらに、大好物である血液中のヘモグロビンのヘム鉄などを食べて、血管の中でも増殖していきます。

つまり菌血症というのは、虫歯や歯周病が一歩進んで、歯肉溝浸出液を通して全身の血管に細菌感染を起こしている状態、ということなのです。

図１－５　健康な状態と、歯原性菌血症の状態

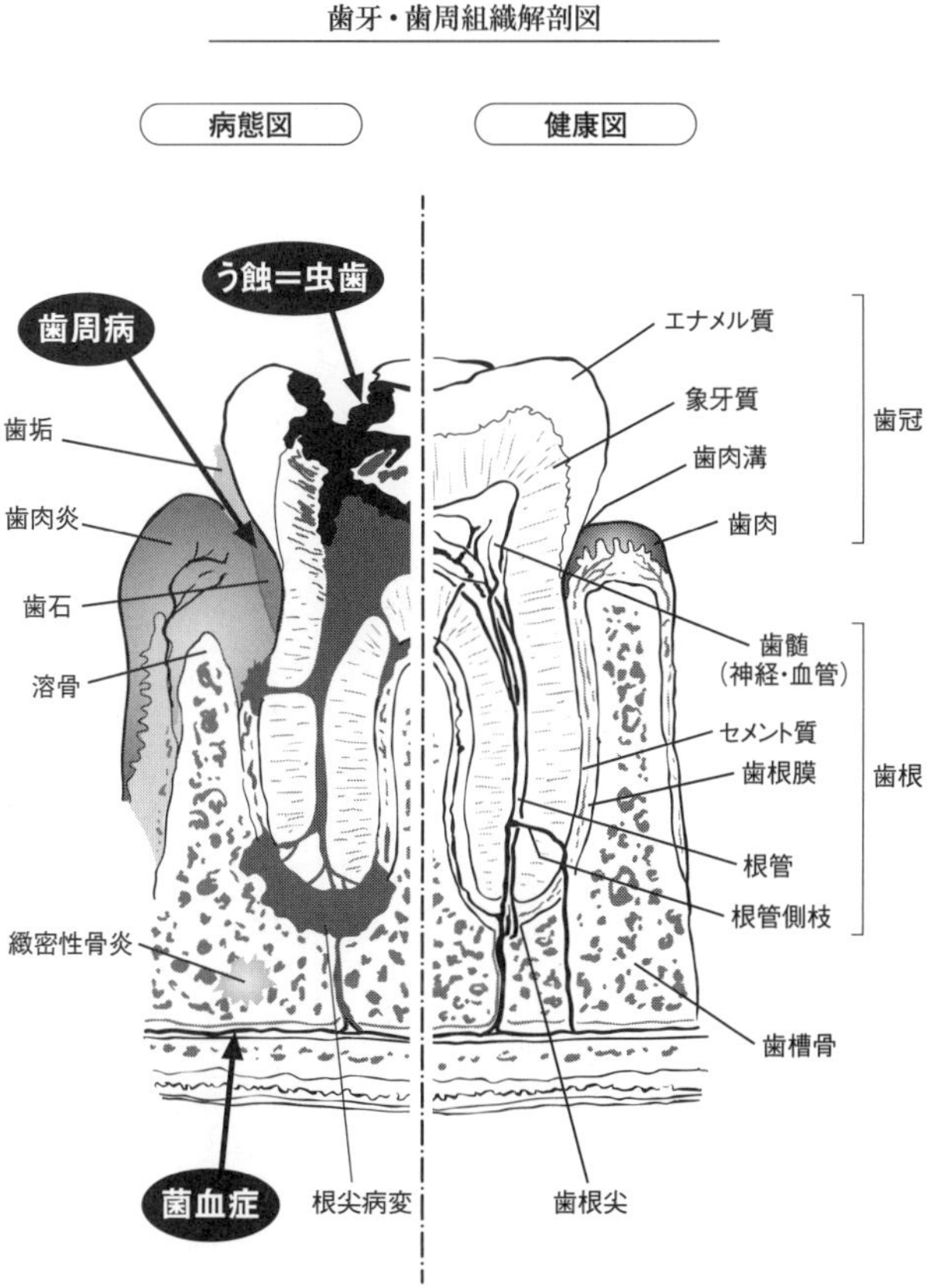

## 歯周病をあなどるな

虫歯や歯周病などの「歯科の病」が起き、それによって発生する細菌の体内への拡散が「内科の病」を発症させてしまう。患者さんは二重の病に苦しむことになります。

そもそも歯肉炎は、歯茎の細胞と口腔内細菌のエンドトキシンが接触して、細胞が炎症を起こした状態です。歯医者さんで「歯肉炎ですね」と言われても、たいしたことではないと受け流すでしょうし、歯科医側もこれまでは、比較的軽度な症状ととらえてきました。

しかし、歯周炎であろうと、それより軽いとみなされている歯肉炎であろうと、発症して炎症を起こし、潰瘍面から毒を持った細菌が血液中にどんどん入ってしまうことは同じです。菌血症が起こることには変わりありません（図1－6）。潰瘍面の面積が違うだけです。

むしろ、歯肉炎の場合は、軽いと思って治療をしなかったり、見逃したりしがちな分、菌血症による血管の慢性炎症が長く続き、それに伴って血管の劣化・老化が進んでしまうともいえます。

## 菌血症が動脈硬化を引き起こすしくみ

血管は、菌血症の影響をもっとも受けやすい器官です。器官という言葉からは、どこか特

図1－6　歯原性菌血症のスピード（上腕に細菌が到達する）

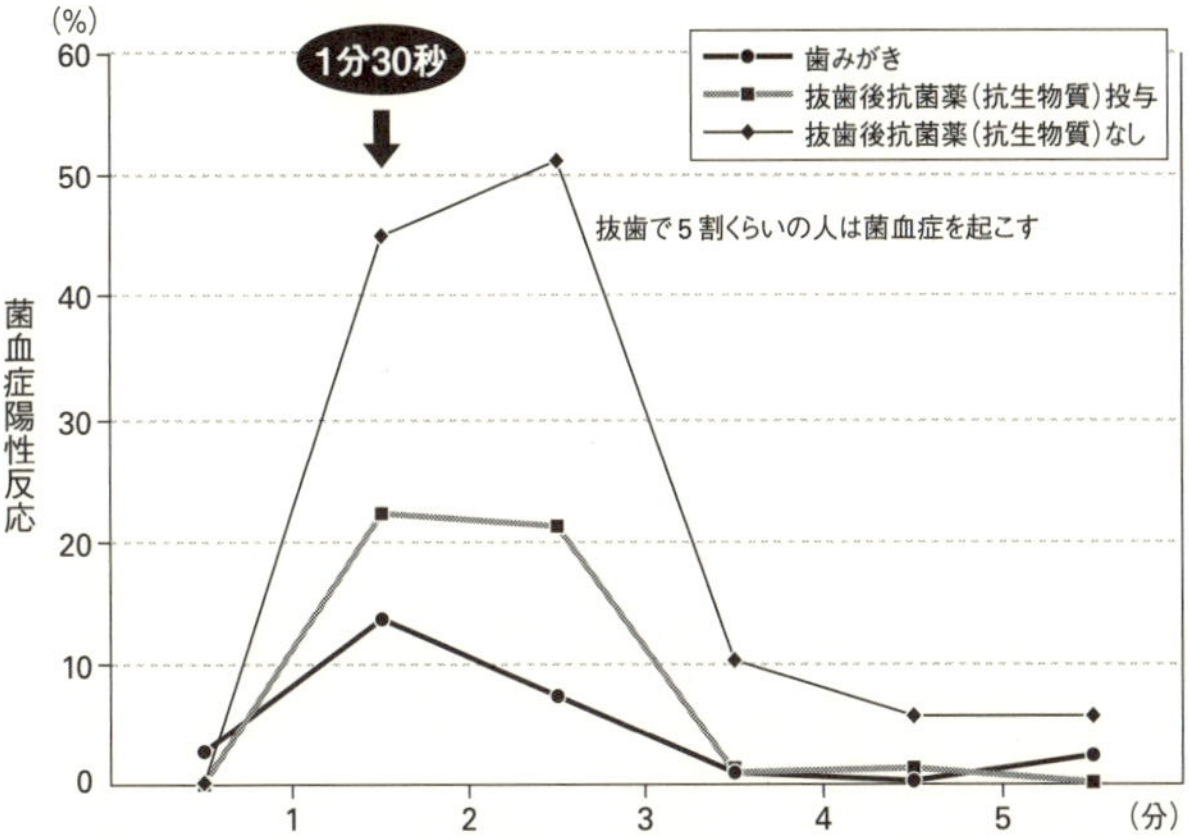


出典：Lockhart P B et al. Circulation 2008;117:3118-3125

定の部位をイメージしてしまいますが、血管はあらゆる臓器や組織に通っていますので、要は全身に影響を及ぼすということになります。

「人は血管動脈とともに老いる」といわれます。血管が損傷すると、あらゆる臓器にさまざまなトラブルを引き起こします。

血管の老化、血管のダメージは、血管に侵入した細菌が、血管の内壁で、アテローム性プラークを形成することによって引き起こされます。アテロームというのは粥腫《じゅくしゅ》のこと。プラークというのは血管病変を意味します。

そして実際に、アテローム性プラークや動脈瘤《りゅう》が破裂した部位から、口腔内細菌群が検出されており、歯原性菌血症との相関性ははっきりしてきているのです。

菌血症がアテローム性動脈硬化を引き起こすメカニズムについて見ていってみましょう。

◎アテローム性プラークの発生のしくみ

①細菌や、その成分であるエンドトキシンが血管内に侵入する
②細菌またはエンドトキシンが血管内皮細胞に定着する
③血管内膜が炎症を起こす
④ＬＤＬコレステロール（血管の修復屋さん）が通りかかる
⑤活性酸素がＬＤＬコレステロールを酸化させる
⑥酸化して異物になったＬＤＬコレステロールが、免疫細胞に非自己成分と認識される
⑦マクロファージ（貪食《どんしょく》細胞）が集まってきてそれを食べる
⑧その死骸《しがい》が増えて、アテローム性プラークとなる

まず、エンドトキシンが歯肉溝から侵入し、歯茎の細い血管から体内に侵入します。そして体のあちこちで、血管の内壁である血管内皮細胞に炎症を起こしてしまいます。

血液中には、一般に「悪玉コレステロール」と呼ばれているＬＤＬコレステロールがあります。悪玉と呼ばれてしまっていますが、最近ではＬＤＬ自体は悪者ではないという見方が主流になりつつあります。

ＬＤＬが悪者とされた理由は、動脈硬化を起こした血管を調べたところ、そこにＬＤＬコレステロールが見つかったからです。それによって、「ＬＤＬコレステロールこそが、動脈硬化の犯人だ」と誰もが思うようになってしまったのですが、じつは動脈硬化の本当の犯人は、血管に起こる炎症だ、ということがわかってきました。ＬＤＬコレステロールは、その炎症による血管の損傷を修復するために、細胞膜の材料を届けにきていただけだということがわかってきたのです。

コレステロールについては、以前はその値が高いと問題視されましたが、近年では総コレステロール値が多少高くても問題視されないようになってきました。

さて、ＬＤＬが「悪玉」となってしまうのは、血管の炎症の現場にかけつけて、酸化したときです。血管内で炎症が起こっている部分では、活性酸素が発生しています。そこで、Ｌ

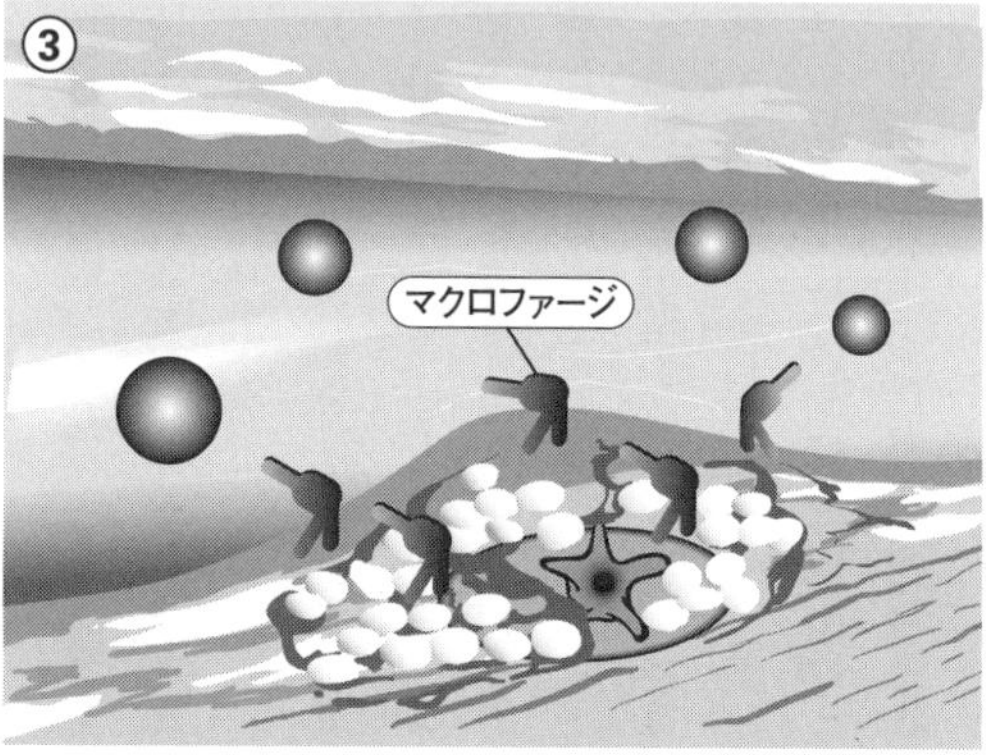


酸化して異物になったLDLをマクロファージ（貪食細胞）が食べ始め、アテローム性プラークができる

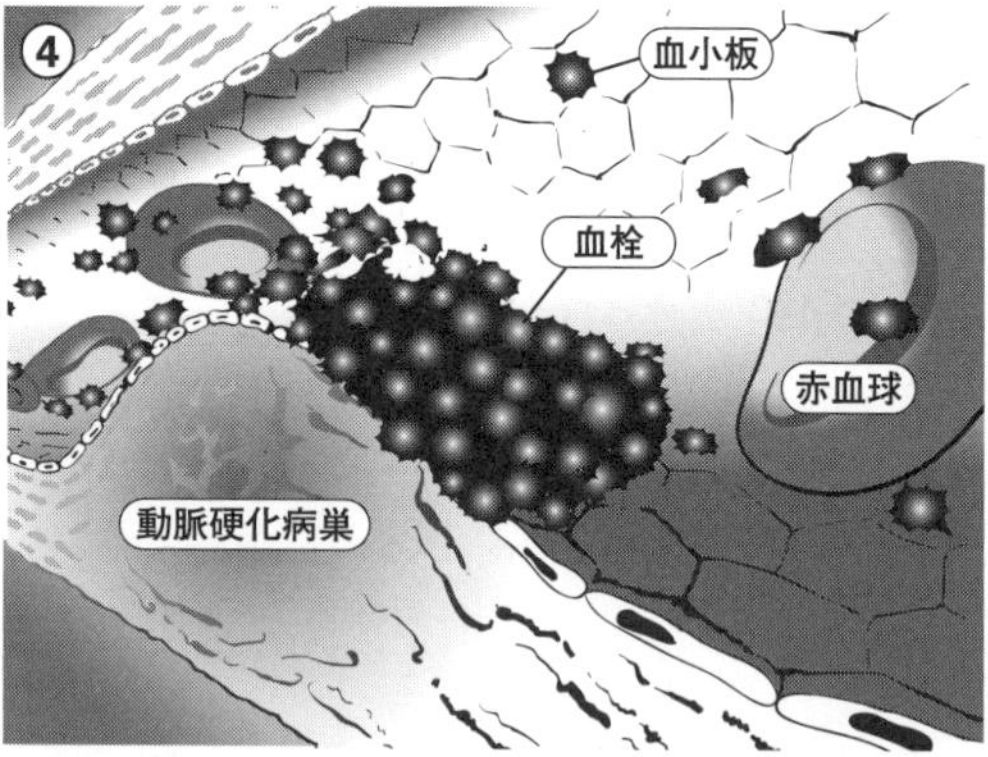


アテロームプラークから血栓ができ、飛んでいって塞栓となる

図１－７　血管内部（菌血症から血栓ができるまで）

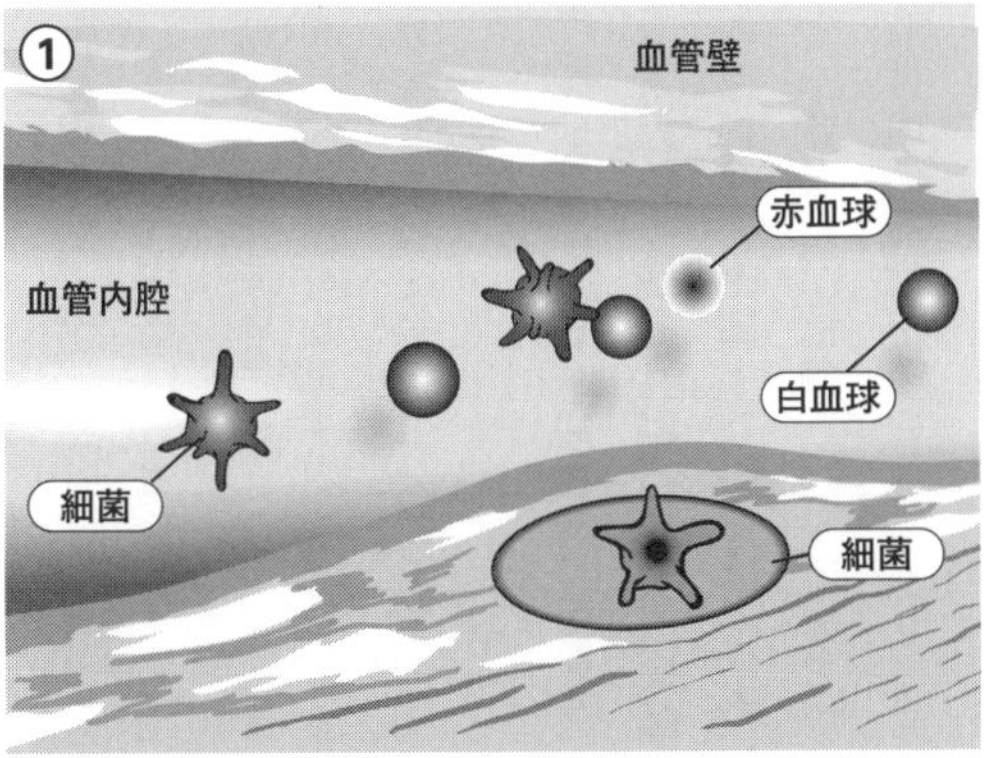


血管に侵入した細菌が血管内皮細胞に定着し、炎症を起こす

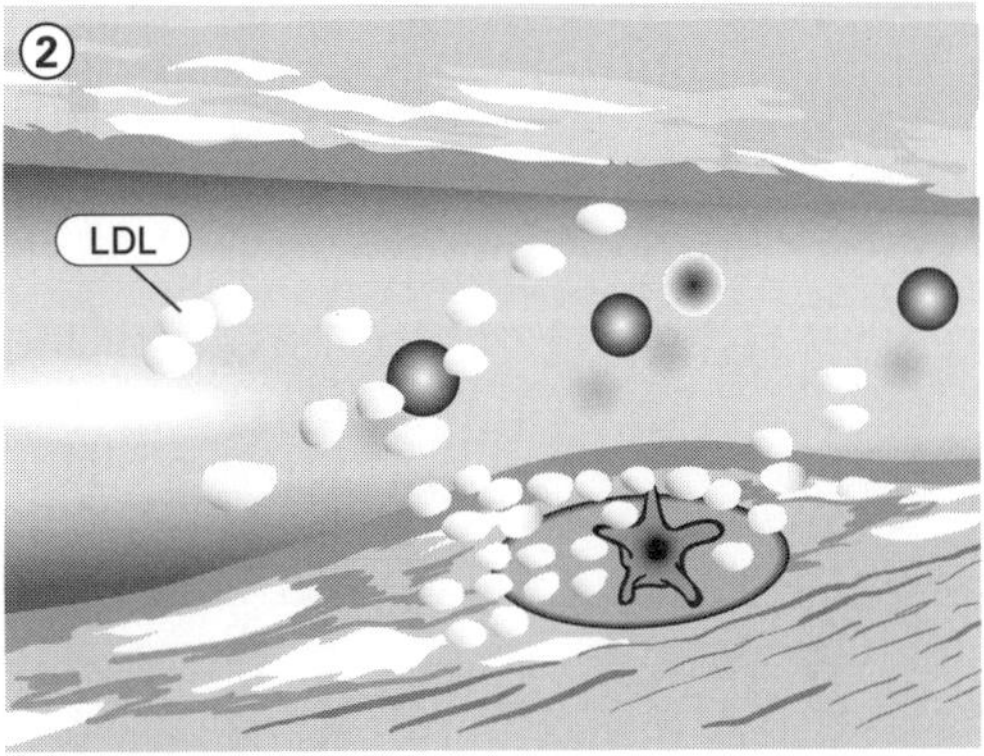


血管炎を修復するためにLDLがやってきて、それが活性酸素によって酸化される

DLコレステロールは酸化LDLコレステロールとなってしまうのです。

LDLコレステロールは、肝臓で合成される自己成分ですが、酸化LDLになると非自己成分に変わります。すると、マクロファージ（貪食細胞）が「仲間ではない、異物である」と判断して、これを食べ始めます。

このときの死骸が溜まり、アテローム（粥腫）を形成します。死骸が積み重なるにつれて、アテロームも血管内で大きくなってしまいます。これがアテローム性動脈硬化です。

血管が老化するということは、このような動脈硬化を起こすことを指します。

## どこで起こるかにより心筋梗塞、脳梗塞、認知症……etc.となる

アテローム性動脈硬化は、血管内皮細胞がくり返し損傷を受けることで起こります。

この損傷のリスク因子としては、一般的には高血圧、タバコの煙、糖尿病、高い血中コレステロール値などが指摘されていますが、私としてはじつは、歯周病患者に日常的に生じている歯原性の菌血症がその大きなリスク因子になっていると声を大にして主張したいのです。

前項で説明したアテロームが増大すると、そこに血小板の塊《かたまり》ができます。これが血栓《けっせん》となり、脳や心臓で梗塞を起こして、血液の流れがストップしてしまいます。血管が詰まって

図1-8　健康な血管、老化した血管

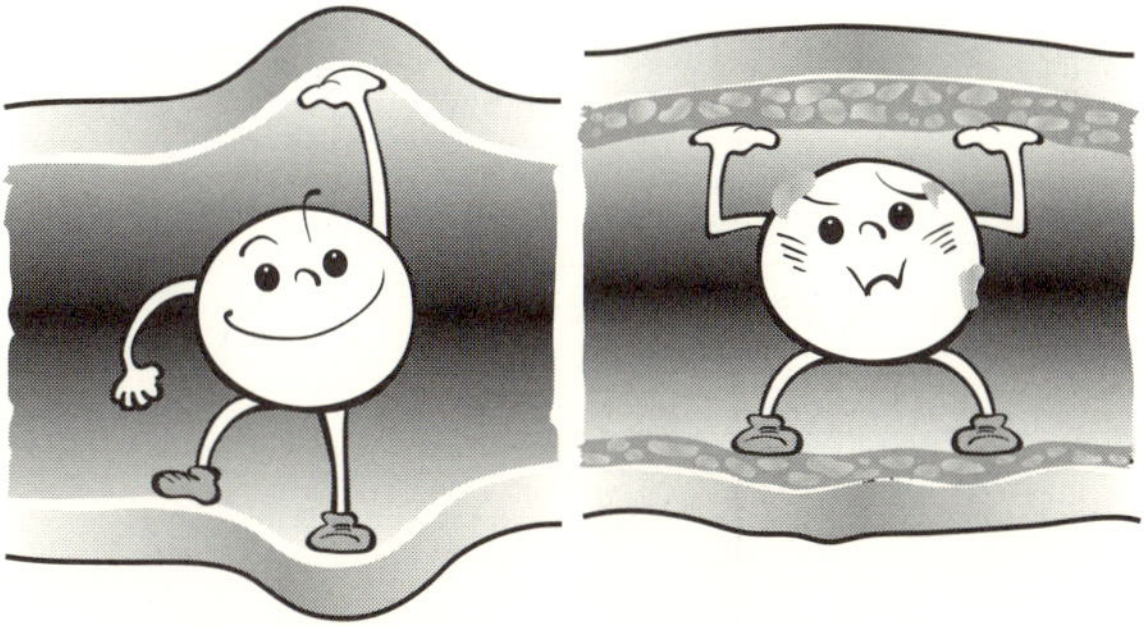

**柔らかでしなやかな血管**
血圧が上がると大きくふくらむ

**動脈硬化を起こした血管**
血圧が上がってもふくらみは小さい

しまうと、その周辺の組織は壊死してしまいます。これが全身のどこで起きるかによって、発症する病気は異なります。

心臓の血管で血栓が詰まれば心筋梗塞となります。脳の血管で増大すれば脳梗塞となります。そして脳に張り巡らされた毛細血管の中でじわじわと増大し血管が詰まると、気がつかないうちに認知症となってしまうのです。

認知症の場合、最初のうちは「まだら認知症」といわれる症状が起きますが、それは脳の毛細血管のあちこちが詰まり、細胞が壊死した部分が「まだら」になっているために起こる、というわけです。

またアルツハイマー型認知症で死亡した人の脳を調べたところ、歯周病菌の内毒素が高

**図1－9　アルツハイマー型痴呆症の人の脳から歯周病菌が高頻度に検出**

| 遺体番号 | 死亡症例 | 年齢 | 死亡経過時間 | LPS（*P. gingivolis*） |
|---|---|---|---|---|
| 1 | アルツハイマー | 78 | 12 | 検出されず |
| 2 | アルツハイマー | 77 | 8 | 検出されず |
| 3 | アルツハイマー | 84 | 8 | 検出 |
| 4 | アルツハイマー | 84 | 8 | 検出されず |
| 5 | アルツハイマー | 85 | 9 | 検出 |
| 6 | アルツハイマー | 83 | 9 | 検出されず |
| 7 | アルツハイマー | 83 | 4 | 検出されず |
| 8 | アルツハイマー | 83 | 10 | 検出 |
| 9 | アルツハイマー | 83 | 11 | 検出されず |
| 10 | アルツハイマー | 83 | 12 | 検出 |
| 11 | 非アルツハイマー | 69 | 16 | 検出されず |
| 12 | 非アルツハイマー | 72 | 17 | 検出されず |
| 13 | 非アルツハイマー | 103 | 21 | 検出されず |
| 14 | 非アルツハイマー | 78 | 23 | 検出されず |
| 15 | 非アルツハイマー | 89 | 24 | 検出されず |
| 16 | 非アルツハイマー | 81 | 43 | 検出されず |
| 17 | 非アルツハイマー | 78 | 34 | 検出されず |
| 18 | 非アルツハイマー | 89 | 34 | 検出されず |
| 19 | 非アルツハイマー | 67 | 22 | 検出されず |
| 20 | 非アルツハイマー | 22 | 22 | 検出されず |

アルツハイマー型痴呆で死亡した人の脳には*P. gingivolis*菌が侵入していた

出典：Poole S. et al. Journal of Alzheimer's Disease 2013

頻度に検出されたというデータもあります（図1－9）。

**足の動脈と口腔内の細菌は9割以上一致**

口腔内から侵入した細菌は、毒素を出しながら全身を巡っている――このことは、最新の調査によって明らかにされています。

東京医科歯科大学の血管外科の岩《いわ》井《い》武《たけ》尚《ひさ》先生の調査によると、人間の足の動脈に、どのような細菌がいるのかを分析したところ、その人の口腔から検出された細菌（歯周病菌）の種類と、9割以上が一致したそうです（図1－10）。約200名の血管疾患の患者を調べたところ、

**図1－10　人間の足の動脈と口腔の細菌の一致**

歯原性菌血症の患者番号

| 被験者番号 | 歯周炎の重症度 | 切断した動脈の細菌 | 口腔から検出された細菌 |
|---|---|---|---|
| 患者1 | C | Td | Tf. Td. Cr. Pn |
| 患者2 | B | Td. Cr | Pg. Tf. Td. Cr. Pi. Pn |
| 患者3 | C | Tf. Td. Cr. Pn | Pg. Tf. Td. Cr. Pi. Pn |
| 患者4 | C | Td. Cr. Pi | Pg. Tf. Td. Cr. Pi |
| 患者5 | C | Pg. Td. Cr. Pn | Pg. Tf. Td. Cr. Pi. Pn |
| 患者6 | B | Tf. Td. Pi | Pg. Tf. Td. Cr. Pi. Pn |
| 患者7 | C | Pg. Td. Cr. Pi | Pg. Tf. Td. Cr. Pi. Pn |
| 患者8 | D | Pg. Td. Cr | Pg. Td. Cr |
| 患者9 | C | Pg. Td | Pg. Tf. Td. Cr. Pi. Pn |
| 患者10 | B | Td | Pg. Tf. Td. Cr. Pn |
| 患者11 | C | Pg | Pg. Tf. Td. Cr. Pi |
| 患者12 | C | None | Pg. Tf. Td. Cr. Pi. Pn |
| 患者13 | B | Td | Pg. Tf. Td. Cr. Pi. Pn |
| 患者14 | C | Td | Pg. Tf. Td. Cr |

**切断した動脈部位**
（バージャー病における動脈の置換手術時）

大腿（n=4）
膝窩（n=2）
前脛骨（n=4）
後方脛骨（n=4）

Pg=*Porphyromonas gingivalis*
Tf=*Tannerella forsythensis*
Td=*Treponema denticola*
Cr=*Campylobacter rectus*
Pi=*Prevotella intermedia*
Pn=*Prevotella nigrescens*

出典：Journal of Vascular Surgery, 42: 107-115, 2005.

動脈壁の80%に歯周病細菌を認めたことが報告されています。やはり血管の疾患を起こす細菌は、口腔から来ているということが裏づけられたというわけです。

また、くも膜下出血という致命的な疾患の部位からも歯周病菌が検出されています。

フィンランドにおいて発表された研究によると、「脳内の動脈瘤破裂」を起こした部位から、歯周病菌や歯内治療関連菌などの口腔内細菌群が多数確認されたのです。歯原性菌血症がくも膜下出血の原因の一つとなっていることを示唆しています（図1－11）。

また、2014年にブラジルで発表された研究では、頸動脈狭窄《きょうさく》と大動脈瘤の患者13名すべてのアテローム性プラークから、虫歯の

図1－11　脳内の動脈瘤破裂と歯原性菌血症

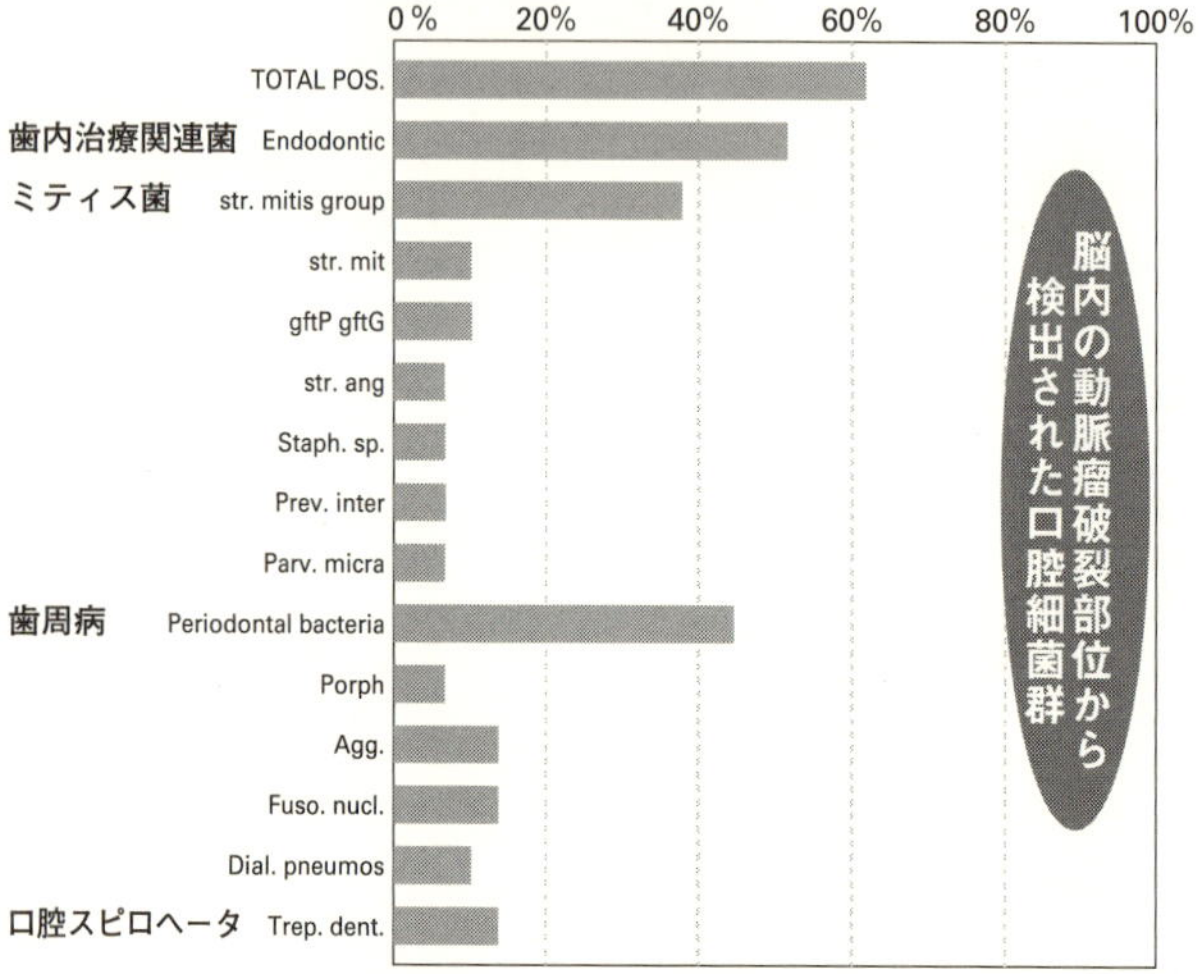


歯原性菌血症は「くも膜下出血」の原因の一つであることを示唆している。

出典：Mikko J Pyysalo, et al. **The connection between ruptured cerebral aneurysms and odontogenic bacteria.** *J Neurol Neurosurg Psychiatry 2013;84:1214-1218*

原因となるミュータンス菌が検出されています（図1－12）。

**細菌が侵入可能なルートは2つある**

ここまでの話で疑問を持たれた方もいらっしゃると思います。「細菌が血液中に侵入する入り口は、本当に口腔からだけなのか？」という疑問です。

じつは、細菌の血管への侵入ルートは2つあります。

人間の細胞はおよそ37兆個、あるいは60兆個との説もありますが、人体の常在菌の数はその細胞の数より多く、百兆個以上も棲んでい

図1－12　頸動脈狭窄と大動脈瘤の患者の口腔とアテロームプラークから検出された細菌（全症例で虫歯菌〔*S.mutans*〕が見つかった）

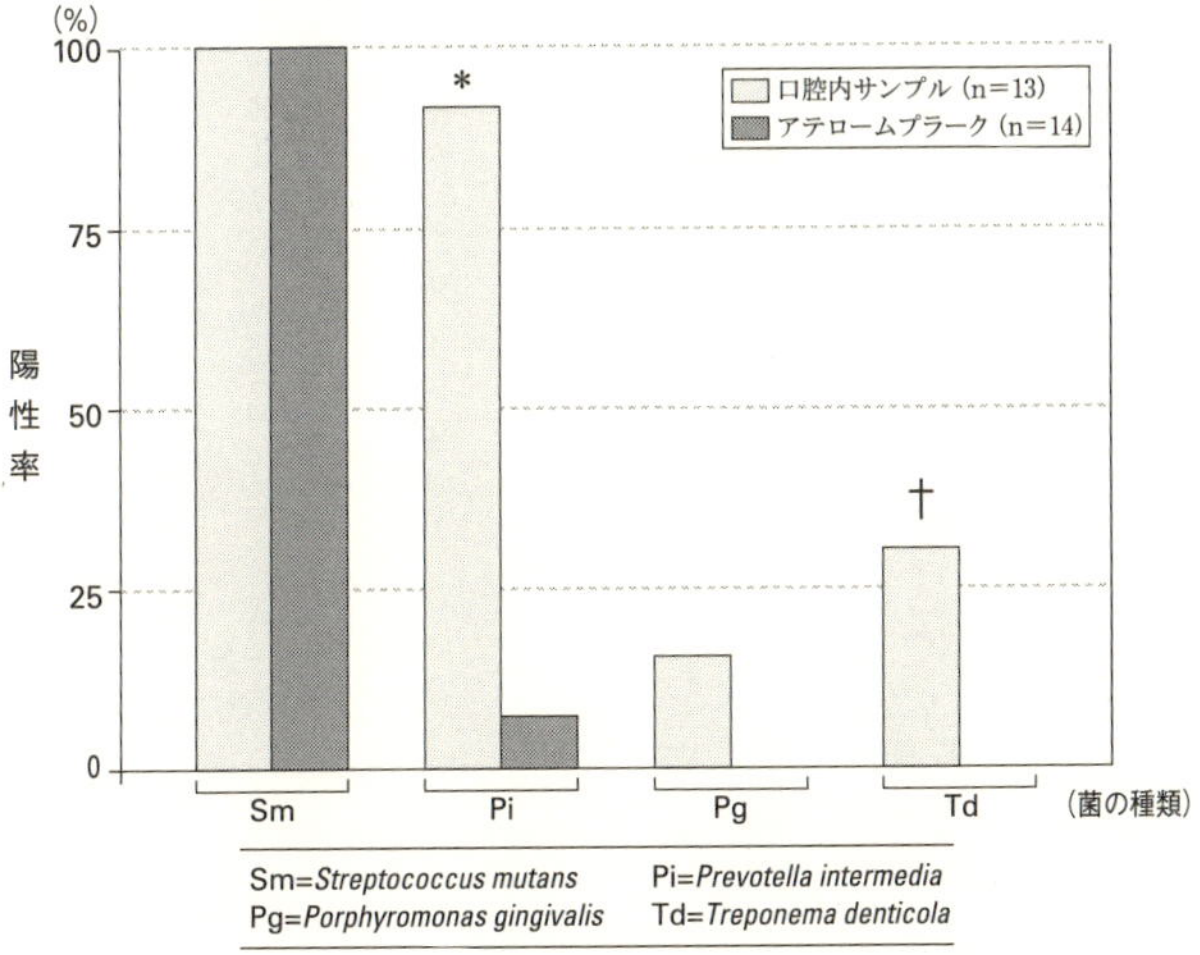


出典：Fernandes CP, et al. Int J Cardiol. 2014 Apr 26. [Epub ahead of print]

ます。

その大部分が腸管内にいるのですが、1万分の1にあたる数の細菌が、口腔内に存在しています。つまり、人間は腸管と口腔に主要な常在細菌叢を持っているということです。

ですから、体の外から血管に細菌が侵入することができるのは、腸管と口腔の2つのルートということになります。

しかしながら、小腸には抗菌ペプチド（あらゆる多細胞生物が持つ生体防御のための物質）があり、大腸には粘膜層というものがあり、腸内細菌と人体細胞が直《じか》に接触しないように保護されているのです。それでもまれに細菌が侵入することがありますが、それらは門脈を通って肝臓に運ばれ、マクロファージであるクッパーセルという細胞にぜんぶ食べられてしまい、そこで解毒《げどく》されてしまいます。これが肝臓の解毒作用です。

栄養素を吸収する小腸の場合も、腸陰窩《ちょういんか》(腸の粘膜にある無数の小さな管状のくぼみ)にあるパネート細胞というところから、たくさんの抗菌物質が出てきますので、細菌は近づけないしくみになっています。

もし、腸管のようなところからいつも菌血症を起こしていたら、生物は生きていけないので、もともとしっかりとした防御機能が備わっているというわけです。

一方、口腔内から直接血液に侵入した細菌は、門脈も通りませんので、肝臓で解毒されることもかなわず、血管を通してさまざまな臓器や組織に運ばれることになってしまいます。

### なぜ口腔内からの細菌感染は防げないか

このように、細菌が血管に侵入するルートのうち、腸管からの侵入に対しては人体の厳重な防御機能が備わっています。

それに対して、口腔から血管への細菌の侵入に対する防御機能がほとんど丸腰なのは、なぜなのでしょうか。

それは、生物の歴史を見れば納得できるでしょう。

進化の歴史をたどってみますと、腸管からの菌の侵入リスクは、脊椎《せきつい》動物の発生以来、長期間にわたって存在し続けていました。人類の誕生以前から、腸管からの細菌の侵入に対しては防御機能が備わっていたのです。

一方、口腔からの菌の侵入は、人類の文明の発展に伴ってそのリスクが増大しました。口腔内細菌が増え始めたのは、火を使って食べ物を柔らかくして食べるようになってからです。そして現在のような、穀物を主食とし糖質が豊富な食事になってからは、口腔内細菌は急激に増大したといえるでしょう。

つまり、旧石器時代くらいまでの人類には、口腔内細菌の侵入を防御する機能は、さほど必要なかったのだと考えられます。そして新石器時代以降の急激な食事内容の変化に、人体の防御機能はとても追いつくことはできていないようです。

ただし、腸管からの細菌の侵入がまったく起こらないわけではなく、細菌感染や外傷、手術、出血性ショックなどによって、血管に細菌が侵入して起こる重篤な敗血症、高サイトカイン血症という病気もあります。しかし、これらは日常的に起きることではありません。

## ＤＮＡ鑑定の技術とその進歩、普及が「菌血症のエビデンス」につながった

さて、約90年前から歯原性菌血症による生活習慣病の発症が疑われてきたにもかかわらず、エビデンスレベルが低いとされてきたことを述べましたが、現在ではもう、口腔内細菌があらゆる疾患に関わっていることは「確かな話」とされるようになってきました。こうした認識が広まったのは、具体的にいえば２０００年代半ば以降のことです。

なぜ何十年もエビデンスを出せなかったものが、急に明らかになってきたのか。

それは、犯罪捜査のＤＮＡ鑑定などで活用される分析法「遺伝子増幅法（ポリメラーゼ連鎖反応、ＰＣＲ法）」とシークエンス技術（遺伝子配列の分析技術）が進歩したことが要因です。

それ以前は、口腔内細菌を調べる際には、細菌を培養して観察・分析をしなくてはならなかったのですが、嫌気性菌（空気〔＝酸素〕のない状態で生育する細菌）が大部分を占める歯周病菌の培養はかなり難しかったため、菌血症に関する決定的な証拠をつかむことができなかったのです。

しかし、遺伝子増幅法では、細菌が死んでしまっても、その死骸からＤＮＡを増幅させる

ことが可能になりました。

この技術がＤＮＡ鑑定に利用されていることは有名です。この分析法によって事件の証拠物件を再分析し、無実の罪で何十年もの間死刑囚として過ごしてきた方が「じつは犯人ではなかった！」ということがわかるようになりました。その恩恵は医療分野にも及び、「あなたの口の中の菌と、血液中の菌が一致します！」ということがわかるようになってきたというわけです。

ＤＮＡシークエンス技術が進歩したのは１９９０年代です。こちらの技術の場合は、Ｏ－１５７事件が普及のきっかけになりました。当時、私は国立感染症研究所の歯科研究部に在籍しており、隣りの細菌第一部の実験室では、各県の衛生技術者を集めて分析講習会などを頻繁におこなっていました。Ｏ－１５７による食中毒は何度も起こりましたから、菌の感染経路の分析をして、感染をストップさせなければならない、というニーズが一気に高まり、それに伴って細菌のＤＮＡ分析技術も普及しました。

そして２００８年ごろには、次世代シークエンサーのデータが歯科に応用されるようになり、口腔内細菌叢に関する理解が急速に高まってきました。

現在では、私の所属している歯学部の教室にも遺伝子解析シークエンサーがあり、ＤＮＡ

解析ができるようになっています。臨床のデータと手を組み、調べを進めていくと、「やはりホシ（真犯人）はヤツ（歯周病菌）だった！」というようなデータがどんどん出るようになった。それは、ここ数年の話なのです。

## なぜ「歯を抜いたら元気に」なっていたのか

さて、これらのことは、アメリカ歯科医師会のプライス博士による『DENTAL INFECTIONS』という本の中で、約90年前から研究され、発表されていたことは、すでに述べました。

当時から臨床の現場では、「歯を抜いたら体が元気になる」ということが起きていました。多くの歯を残すことが歯科医の目標ですので、逆説的になってしまいますが、要は「治療をせずにウジウジとした状態の歯が体には一番悪い」ということなのです。こうした口腔内の病気から、細菌がどんどん血管に侵入して、体の具合を悪くしていた。朽ちそうな歯は抜いて、入れ歯にしたら、かえって元気を取り戻した人が続出した、ということなのです。

人体の中には、多様な細菌がさまざまなところにいますので、どこから来た細菌が、どのようなメカニズムで病気の原因になっているのか、断定するのは難しかった。血液中の細菌が、口腔由来なのか、腸管由来なのかなんて、まったくわからなかったのです。

そこにＤＮＡシークエンスという技術が生まれたことで初めて、さまざまな慢性病の真犯人が口腔内細菌であることがわかったというわけです。

世界で初めて顕微鏡を作ったレーウェンフックは、その手始めとして、まず最初に自分の口腔内細菌を観察しています。そう考えると、細菌分析技術の原点にも口腔内細菌の存在があり、そこに呼び戻されるようにして、今、改めて口腔内細菌に関する新たな知見が広まり、人の健康に貢献していく道筋が見えてきたことは、歯科研究者としての冥利《みょうり》に尽きるところです。

さて、この章では、口腔内細菌が血液に侵入して悪さをするということについて、具体的にご理解いただけたでしょうか。

次の章では、歯の状態に関連して起きる病気について見ていくことにします。

# 第2章　口内の細菌が全身で起こす慢性炎症

## 炎症とは何か？

歯原性菌血症は、さまざまな臓器や組織に悪影響を及ぼしています。その要因となるのが歯周病菌グループの中にあり、内毒素＝エンドトキシンを構成成分に持つ細菌たちです。

本章では、エンドトキシンがもたらす疾病について、代表的なところから見ていこうと思いますが、その前に、第1章でも頻繁に出てきた「慢性炎症」という現象についてご説明していきます。細菌によって引き起こされる慢性炎症が、多くの疾病の原因になっているからです。

まず、炎症とはどのような状態のことをいうのでしょうか。

炎症とは、細菌などの異物や、死んでしまった自分の細胞を排除して、生体の恒常性を維持しようとする体内の反応です。

たとえば、細菌やウイルスが体内に侵入しようとしたとき、さまざまな細胞などの生体内成分がその排除に働いた結果が、炎症性反応です。

炎症は、外傷や熱傷などの物理的要因や、感染、アレルギー反応などがきっかけとなって引き起こされ、「発赤、熱感、腫脹《しゅちょう》、疼痛《とうつう》」を特徴とします。これらの特徴を「炎症の4徴候」といいますが、現在では「機能障害」を含めて「炎症の5徴候」ともいいます。

**急性炎症と慢性炎症**

炎症には、急性炎症と慢性炎症の２種類があります。

急性炎症は、細菌やウイルスが侵入して起こる、強い炎症です。この場合、ウイルスなどの異物に対して、体内では活性酸素という毒が働き、異物を攻撃するしくみになっています。活性酸素は今では、体内に溜まりすぎると健康を害するといわれ、忌《い》み嫌われていますが、異物を攻撃する際には、なくてはならないのです。

急性炎症では、異物と活性酸素が激しく戦いますが、敵を倒したら、速やかに戦いは終了します。

一方、慢性炎症は、弱い炎症ではありますが、一時的なものではなく、継続する反応です。痛みも感じない程度の炎症でありながら、じつは真綿で首を絞めるがごとく、体を蝕《むしば》んでしまうのです。

近年になって、歯周病をきっかけにして歯原性菌血症が引き起こされているということが明らかになったのと同様に、通常考えられていた以上に多くの病気が、慢性炎症が共通の原因となって起きているということが明らかになってきました。

第1章でも述べたように、心臓病や脳梗塞につながるアテローム性動脈硬化は、以前であれば高いコレステロール値が犯人で、脂質が血管にこびりついて血栓を作ることが病気の原因であると見られていました。しかし、現在では、主な原因は慢性炎症にあると目されています。

### 菌血症から起きるさまざまな疾患

歯原性菌血症のエンドトキシンによりもたらされる4疾患として、「がん」「脳卒中」「急性心筋梗塞」「糖尿病」が挙げられています。

また、「慢性関節リウマチ」「脳脊髄膜炎」「心内膜炎」「血行性肺炎」「急性虫垂炎」「肝臓腫瘍」「脾臓《ひぞう》腫瘍」などの異所性感染症による疾患にも関連しています。

また、早産や、低体重児出産についても、歯原性菌血症が原因となっていることが知られています。

妊娠すると、プロスタグランジンという生理活性物質が分泌されますが、これは慢性炎症を起こしている場合にも分泌される物質です。プロスタグランジンは、胎児が成長するにつれて増加し、基準を超えた量が分泌された時点で出産が始まります。このような働きを持つプロスタグランジンは、陣痛促進剤としても使われています。

妊娠の経過に伴って自然に分泌量が増えるのはいいのですが、妊婦さんが歯周病を患《わずら》ってしまうと、菌血症が起こり、血管内で慢性炎症を起こして、プロスタグランジンが異常に増えてしまうことから、早期に出産が始まってしまうのです。

そもそも、妊娠をすると女性ホルモン（エストロゲン）の分泌の関係で、歯周病原細菌の増殖に拍車をかけてしまう傾向があります。妊婦さんは歯周病になりやすいホルモンバランスなのです。

しかも、つわりの妊婦さんは歯みがきがおろそかになりがちですから、口腔内細菌が増えるリスクがとても高いのです。

## リウマチ患者の関節からも歯周病菌

中高年の女性がかかりやすいとされる関節リウマチも、菌血症が原因の一つと考えられている疾患です。

関節リウマチは、関節の滑膜《かつまく》に炎症が起き、関節が腫れて痛みます。病気が進行すると、関節の骨や軟骨を破壊してしまうこともあります。難治性の自己免疫疾患で、罹患率は世界人口の約1%もあるというほど高いのですが、その病因は長い間不明でした。

しかし、近年になって歯周病菌が持つ「PPAD《ピーパッド》」と呼ばれる酵素が、関節リウマチの発症と慢性化に関与していることが明らかになりました。

自己免疫疾患とは、免疫のしくみがかく乱される病気のことです。免疫とは、細菌やウイルスなどの異物（非自己＝抗原）が体内に侵入したときに、「抗体」という武器を作って異物を攻撃することで健康を保つしくみです。ところが、異物ではない自分の細胞を「非自己」とみなして抗体を作って攻撃してしまうことがあります。これが自己免疫疾患です。

第1章で、歯周病菌との戦いによって、血液中のLDLコレステロールという自己成分が活性酸素によって非自己成分（異物）に変えられてしまうことを述べましたが、このように自己を勝手に非自己にされてしまうと、通常の免疫の働きがかく乱されてしまうのです。

図2-1　関節リウマチと歯周病菌

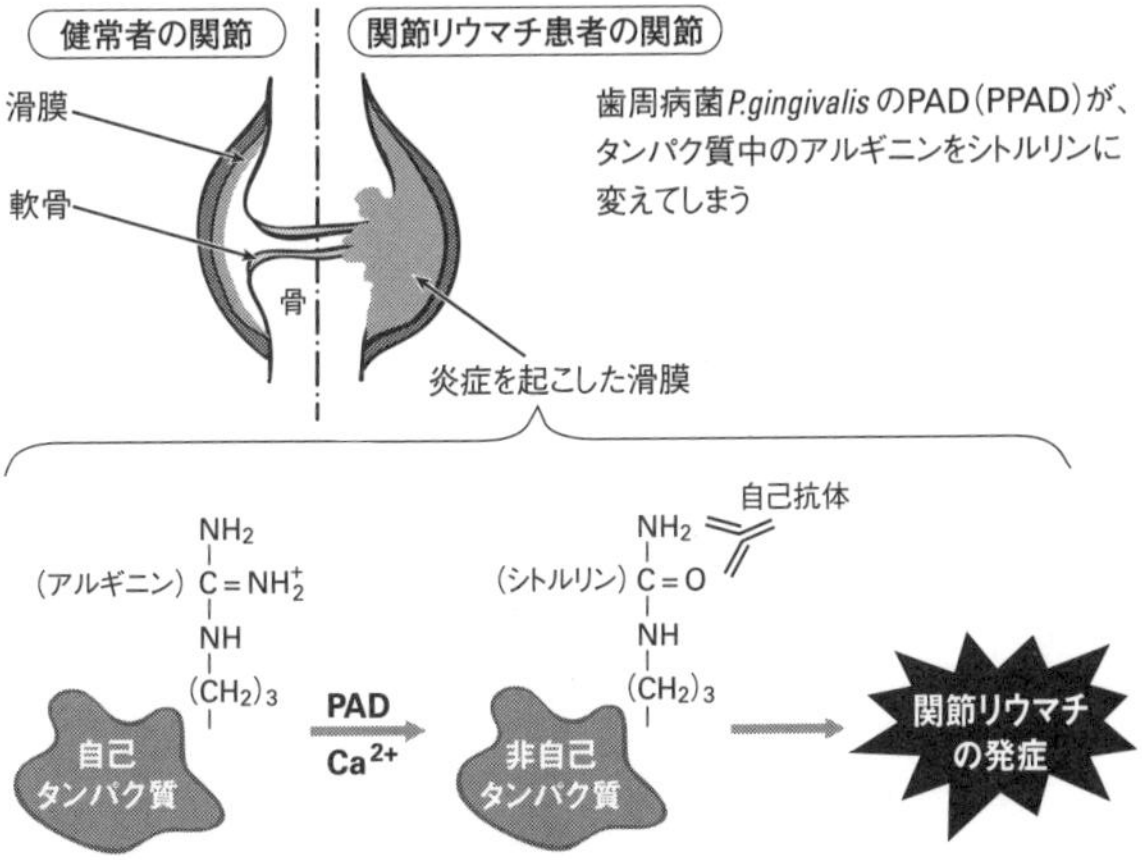


図2-2　関節リウマチ患者はPPADへの抗体価が高い

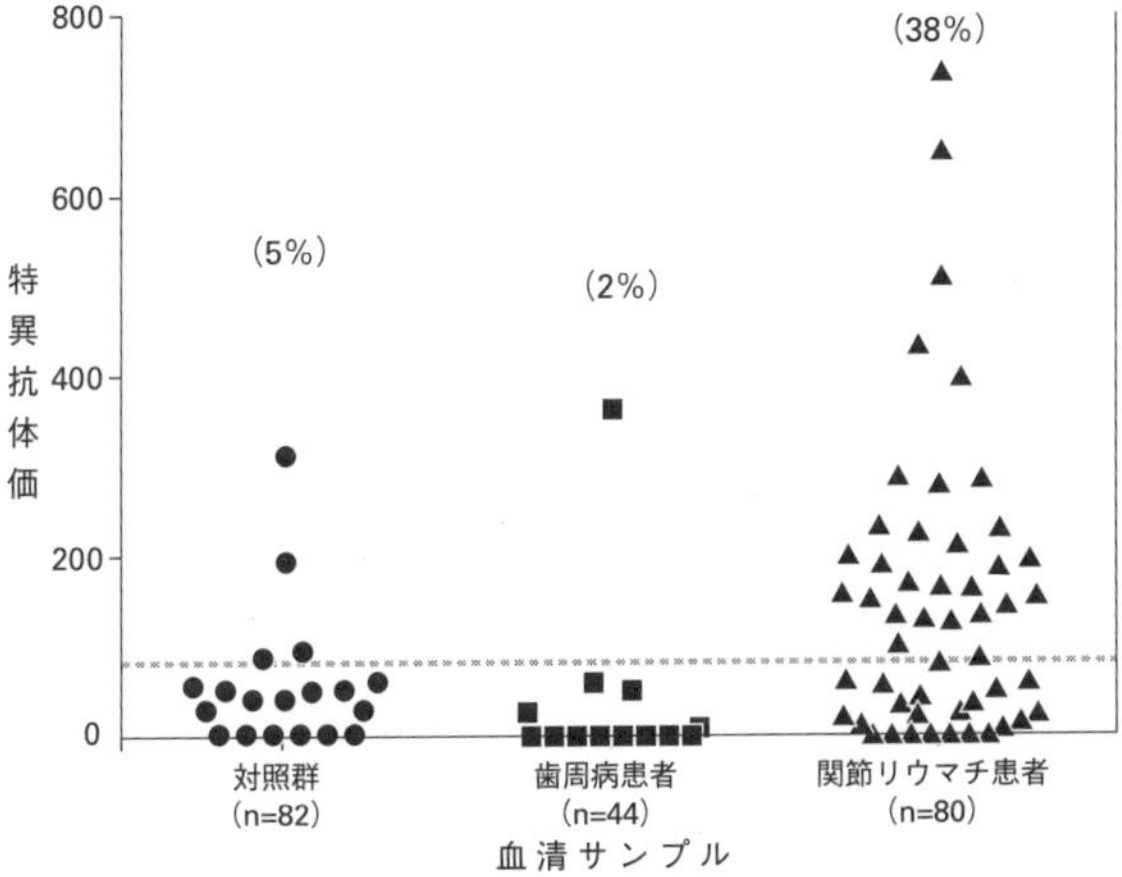


出典：**Quirke et al.** *Ann Rheum Dis 2012*

一部の歯周病菌（ポルフィロモナス・ジンジバリス）には、生体のペプチド中のアルギニンをシトルリンに変換する酵素（ペプチジルアルギニンデイミナーゼ＝ＰＡＤ《パッド》）があります。この酵素の働きによって、自己成分であるペプチド（タンパク質）を非自己ペプチドに変えてしまうのです。これをシトルリン化といいます。

シトルリン化したタンパク質は、血液にのって全身に運ばれ、全身の各所で自己免疫疾患を引き起こします。先ほどの、歯周病菌ポルフィロモナス・ジンジバリスが持つＰＡＤが、例の「ＰＰＡＤ」です。関節リウマチの患者さんだけが、血液中にこれに対する抗体（抗ＰＰＡＤ抗体価）の数値が異常に高かったことから、歯周病菌と関節リウマチの関わりが判明しました。

また、リウマチ患者の膝関節滑液からは、非リウマチ患者と比べると何倍もの歯周病菌が検出されることがわかっています。

これで関節リウマチと歯周病菌の関係が決定的になったといえます。

### がん抑制遺伝子をオフにしてしまう

がんと菌血症についても、新たなことが判明しています。

これまでがんという病は、発がん性物質や紫外線、ウイルスなどが原因で、遺伝子に傷がつき、欠損・変異した細胞が増殖することで起きるとされていました。

例えば、子宮頸《けい》がんの原因であるパピローマウイルス。これによるがんの場合には、病原体となるウイルスがヒト遺伝子の中に入り込むことによってがん化する、という説明です。

その現象ももちろんあるのですが、もう一つ、「慢性炎症による遺伝子のメチル化」という現象が、がんを発生させていることが明らかになってきたのです。

遺伝子のメチル化とは、メチル化された遺伝子が発現しなくなる、という現象をいいます。エンドトキシンによって起きた慢性炎症が原因となり、がん抑制遺伝子がメチル化されると、がん細胞が増殖することがわかってきました。

また、遺伝子の発現に関係しているタンパク質・ヒストンも、慢性炎症が起こることによって、メチル化、あるいはアセチル化されてしまうことがわかっています。

慢性炎症の結果、がん抑制遺伝子がメチル化する、あるいはヒストンがメチル化あるいはアセチル化することによって、がん関連遺伝子のスイッチがオン・オフされていくことになるのです。

要するに、細胞のがん化に至るまでにこれまでとは違う道筋があることがわかったのです。

○慢性炎症が起こる↓活性酸素が出る↓遺伝子が傷つけられて、欠損や変異が起きる
↓がん化する

これは古典的な説明です。
もう一つの経路が、

○慢性炎症が起こる↓遺伝子に後天的（エピジェネティクス）変化が起きる＝メチル化する
↓がん抑制遺伝子が動かなくなる↓がん化する

というものです。

**抗炎症＝アンチインフラメーションの重要性**

また反対に、慢性炎症によって、ヒストンというタンパク質が脱アセチル化されると、が

ん抑制遺伝子p53の活性を弱めるということも起きてきます。

○アセチル化される→遺伝子発現促進

○メチル化される→遺伝子発現抑制

つまり、これらはどういうことかというと、がん遺伝子が発現されたり、ヒストンのアセチル化が抑制されたり、という、オンとオフの発現調節機構が、めちゃくちゃにかく乱されてしまうということです。

その原因が、慢性炎症にあるのです。

遺伝子研究の中でも、現在、このエピジェネティクス研究はもっとも進められている分野ですが、その過程で、がんや糖尿病、あるいは、アルツハイマー型認知症の原因もわかってきました。

炎症＝インフラメーションを放置していたために、遺伝子のメチル化やアセチル化が不規則（めちゃくちゃ）に起こり、正常に機能しなくなってしまう。つまり、これらの病気の共通のリスク因子は、「慢性炎症」だということがわかったのです。

これまで、がんや生活習慣病、老化を抑制するために、酸化を防ぐ「抗酸化」が重んじられてきました。抗酸化ケアも引き続き必要ですが、ここへきて、「抗炎症＝アンチインフラメーション」という違うアプローチも必要だということが、改めてわかってきた、というわけです。

これからのがん予防は、遺伝子のエピジェネティクス変化を注視していく必要があります。そして「慢性炎症」を防ぐためには、虫歯や歯周病にならないように、生活習慣を改めることしか方法はありません。

生活者側が自ら、おこなわなくてはならない仕事になるのです。

## 病気の原因のうち、一番コントロールしやすいのが歯の健康

では、がんやその他の病気を予防するために、生活習慣をどうコントロールすればよいか、見ていきましょう。

現在、厚生労働省が展開している「健康日本21」には、「6つの生活習慣」として、「栄養」「運動」「休養」「喫煙」「飲酒」「歯の健康」が明示されています。

この6つが、生活習慣病のリスクファクターであるということです。

みなさんも、５つ目まではご存じだったのではないでしょうか。

ここに「歯の健康」が加わったのは、２０００年のことです。口腔内の環境が健康に影響を与えることは、15年前から常識となってきていることがわかります。

この６つのリスクファクターの中で、一番コントロールしやすいのは、どれだと思われますか？

「栄養」「運動」「休養」に配慮するのは常識ですが、これらについていわれるのは「バランスよく」「適度に」ということで、何をどこまでやればよいか、はっきりとした正解があるわけではありません。

また、「喫煙」や「飲酒」については、どちらもその習慣のない方にとっては何でもありませんが、タバコやお酒をたしなむ人がそれを止めるためには、多大な努力や意志の強さが必要になります。

こうした中で比較すると、「歯の健康」は、わりと簡単にできることです。

本書をお読みになって、「そういえば、歯の治療やケアをしていなかったな」とお感じになったのであれば、歯医者さんに定期的に行って処置してもらえばいいのです。医療の力でほぼコントロールできることです。

もちろん、診療代金が必要ですから、多少のお金がかかるということになりますが、他のことに関しては、お金を出してもうまくコントロールできないこともあります。

歯をきれいにする、というシンプルな行為ですので、「それをやればいいんですね。歯は大事ですしね」と、明快でわかりやすいと思います。

6つのリスクファクターは、それぞれが六分の一ずつのボリュームのリスクなのかは、はっきりしたことはいえません。当然ながら、栄養のファクターは大きいと考えられます。

ただし、コントロールのしやすさから考えると、歯をきれいにすることで、「栄養」を含む、かなりのリスクを軽減できるのは、確かなのです。

そして、生活習慣病のリスクファクターとしての大きさは、歯原性菌血症がメタボリック・シンドロームに並ぶということは、ほぼ間違いないだろうというところまで来ています。

## 内臓脂肪と歯周病菌から炎症物質が出る

さて、菌血症が起きて血液中に細菌が侵入したとしても、その量が少なければ、それほど大事にはいたりません。また、口腔内を適切な方法（最終章でご紹介します）でケアして、歯に付着している細菌の数を減らすことができれば、それに伴って全身の細菌も減少します。

なぜならば、体には免疫細胞がありますので、侵入してくる細菌を免疫細胞が退治してくれるという修復機能が発揮されるからです。

しかしながら、次から次へと、何百万という数の細菌が入ってきてしまうと、体の免疫機能も追いつかなくなり、取りこぼしが出てくるというわけです。そして細菌やその成分であるエンドトキシンが、体の各所で炎症を起こします。

ここまでくり返し述べてきましたように、こうして起こる慢性炎症が生活習慣病の原因なのですが、とはいえ、慢性炎症はもちろん、歯周病菌によってのみ起こるわけではありません。慢性炎症巣はおもにどこにあるかというと、体の中に2カ所あります。それが、内臓脂肪と、口腔内の歯周病菌ということになります。

内臓脂肪がなぜ炎症を引き起こすかといいますと、脂肪細胞を免疫細胞（マクロファージ）が日常的に破壊するので、内臓脂肪の細胞からは炎症物質が慢性的に分泌されるからです。脂肪組織は炎症組織なのです。その慢性炎症が生活習慣病につながるというわけです。

では、内臓脂肪と歯周病菌、どちらを早急に対処すべき、もしくはどちらが対処しやすいでしょうか。

図2-3　外因性の慢性炎症と内因性の慢性炎症

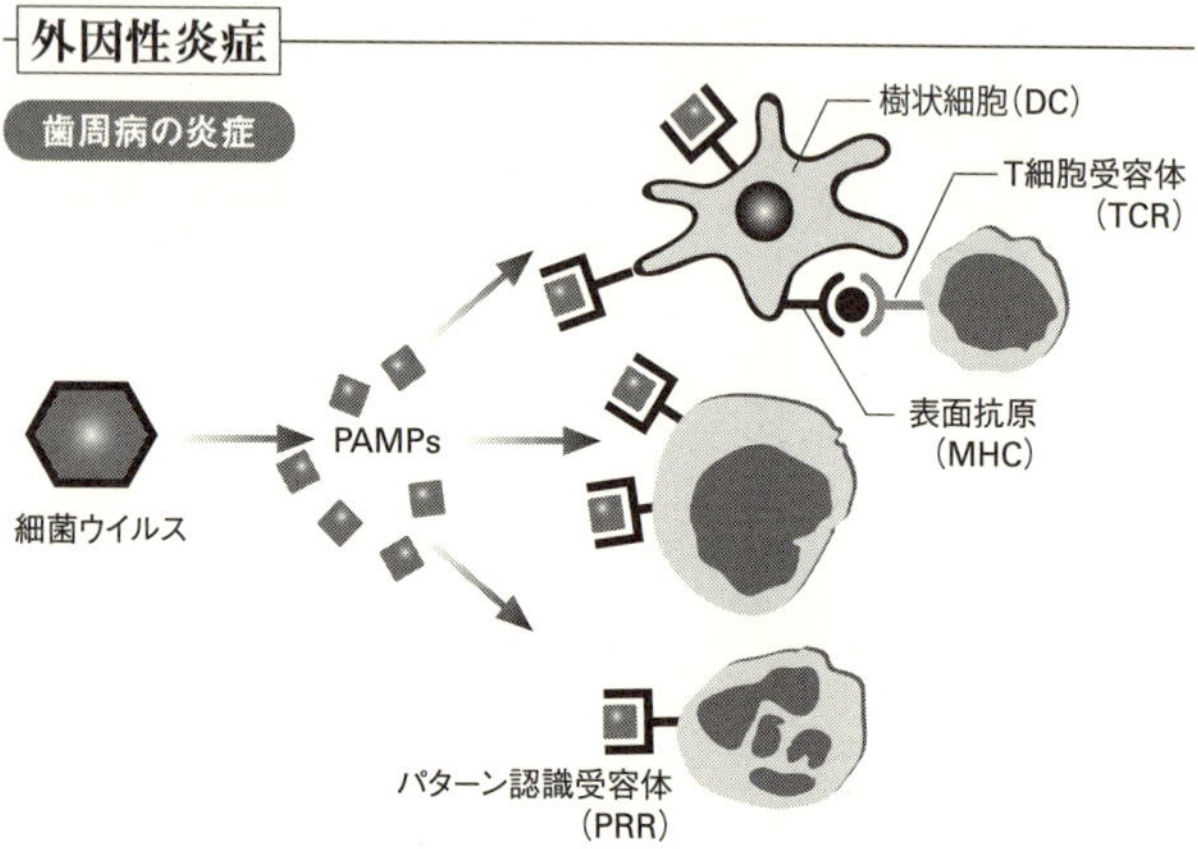


PAMPs (pathogen-associated molecular patterns; 病原体関連分子パターン)

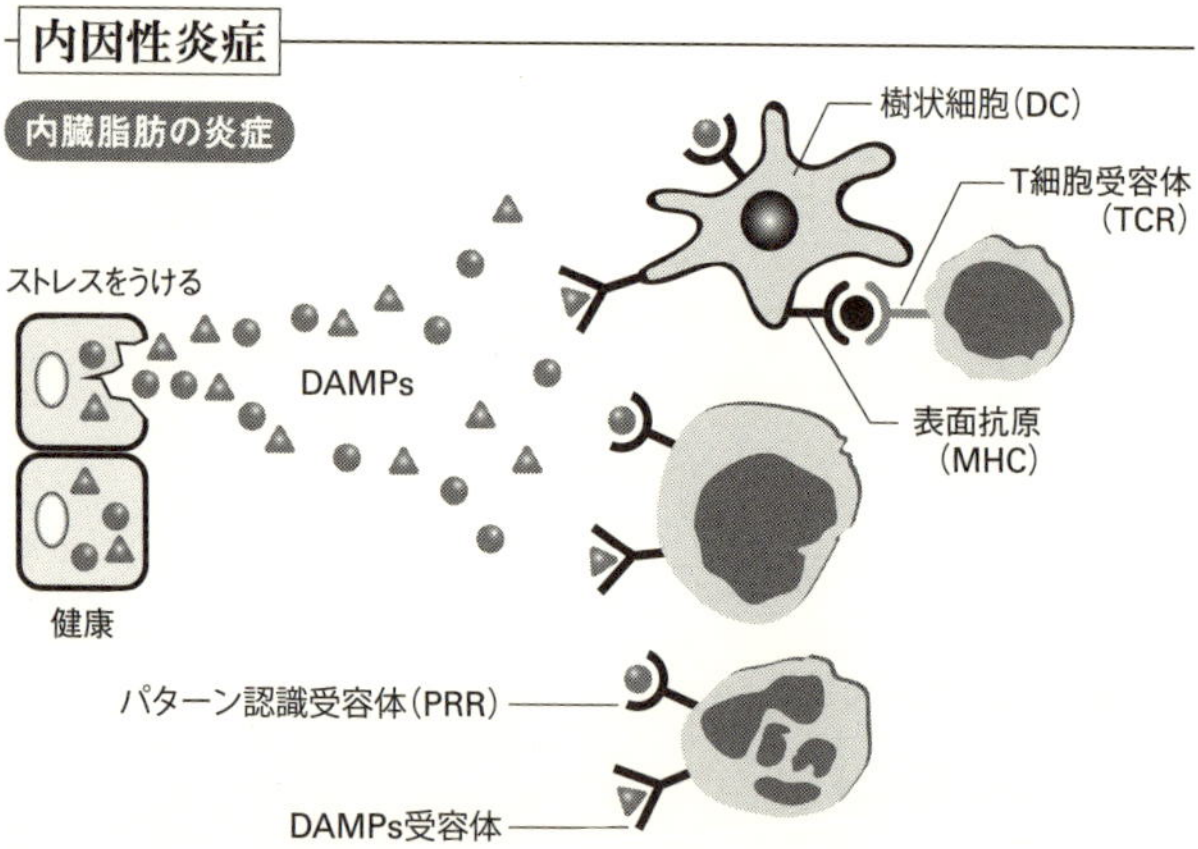


DAMPs (damage-associated molecular patterns; ダメージ（傷害）関連分子パターン)

生活習慣病を予防するために肥満解消、ということはよくいわれます。たしかに、太りすぎはよくないでしょう。とくに中年男性の肥満は生活習慣病に直結しています。

しかし、日本人の場合には、基準値を超えるほど太っている人は欧米人に比べて少なく、若い女性や高齢男性については、痩せすぎの害のほうが深刻だと訴えている内科医も少なくありません。

一方、歯周病を治す、口腔内を健康に保つということは、先ほども書きましたが、どなたにとっても必要で、かつ取り組みやすいことです。肥満の解消はなかなか難しいことですが、歯周病を治すのは、歯医者さんで適切に予防処置を受け、必要があれば治療をして、きちんと歯のケアをすればよいのです。

**共通リスク因子アプローチ**

さて、慢性炎症への対策としては、「慢性炎症を放置しない」ということにつきます。つまり、病気に共通のリスク因子をコントロールすることが大切です。

このことを「共通リスク因子アプローチ」といいます。共通リスク因子＝慢性炎症です。

そして、その慢性炎症巣はどこにあるかというと、先ほど述べた、体内の内臓脂肪と口内の歯周病です。

もちろん、体のいたるところで炎症は起こります。腸管の炎症、鼻腔の炎症、目の炎症などなど……。しかし、急性炎症は1週間もすれば自然に治癒します。自然治癒せず、とりわけ罹患率の高いのが歯周病で、その次が肥満による内臓脂肪、ということになります。

たとえば糖尿病について書かれたある大学の医学部のホームページには、「従来の糖尿病の治療は、そのさまざまな合併症の根源である高血糖に対する治療としての血糖降下を目的としたものでありましたが、その主病巣である慢性炎症治療を目指す治療はいまだに存在しません」とあります。

つまり、糖尿病の治療には、対症療法しかおこなわれていない、ということを最先端研究者が自ら指摘しているのです。このように、慢性炎症が主病巣だという認識は、医学研究においてはホットなテーマであり、続々と最新データを基にしたエビデンスが発表されてきています。

## 歯の周辺は、感染症から身を守るしくみが弱い

さて、ここからは、慢性炎症を起こす歯原性菌血症を、感染症という観点からとらえ直し

てみましょう。

感染症ということで考えると、歯の周り以外にも、細菌はあちこちに存在します。体液感染の可能性がある粘膜の表面には、さまざまな細菌が棲んでいます。

たとえば、女性の膣にはデーデルライン桿菌《かんきん》という乳酸菌がいて、性病の原因菌が感染したり、定着したりしないように守っています。口腔の場合も、いわゆる口腔常在菌叢が、病原菌が侵入して定着するのを防いでいます。腸管も同じです。胃は胃酸によってあまり細菌が棲めないので、いるとしたらピロリ菌ぐらいしかいないという構造です。

人間の消化器官は、口から肛門までの、一本の筒になっています。腸管と口腔内に多くの細菌がいますが、食道にも細菌はいます。

このように、歯の周り以外の場所にも細菌はいるのですが、第1章でも少し述べましたように、他の部分は「粘膜上皮細胞」で覆われており、それが剥離《はくり》する際に上皮細胞とともに捨てられるシステムになっているのです。

この剥離システムをターンオーバーといいます。組織の下からどんどん新しい細胞が押し上げられて、古い細胞は剥離して、排出されます。

耳あかや鼻くそは、上皮細胞が剥離したゴミです。表面が剥離してしまえば、ここでいくら細菌ががんばったとしても、剥離細胞と一緒に排出されてしまいます。腸の上皮細胞は蠕動《ぜんどう》運動によって大便と一緒に捨てられますし、女性の膣の細胞も、分泌物と一緒に排出されます。

剥離しないのは、歯の表面だけなのです。歯の表面にいったん歯垢がくっついてしまうと、歯みがきをしない限り、その場に居座ってしまいます。歯の表面は他の部位よりも約100倍密集した細菌の塊ができています。ですから、わざわざ歯をみがかなくてはならないということになるのです。

## 免疫細胞もないむき出しの硬組織

「はじめに」でも少し触れましたが、人間の人体構造の中で、硬組織がむき出しになっているのは歯だけです。骨は骨膜《こつまく》に覆われていますので、無菌を保つことができます。

また、骨髄はリンパ球などの免疫細胞を作っています。もし骨が、外傷や骨折、破傷風などが原因で細菌に感染してしまった場合には、「骨壊疽《こつえそ》」を引き起こすこともありますが、そうでもない限りはリンパ球の働きで細菌に感染することはほぼありません。

さらに、骨髄由来のリンパ球は、歯の表面の細菌塊（バイオフィルム）をもっとも苦手にしています。

また、他に硬組織といえば、爪や髪もそれにあたりますが、爪や髪は乾燥していますから、細菌が繁殖する条件（湿潤環境）を満たしませんので、菌が定着しても簡単に発症することはありません。

腸管や膣なども、先に述べたように細菌への防御機能が働いているので、日常的に感染するようなことはありません。鼻腔にも細菌はいますが、ほとんどは善玉の常在菌（発酵菌）で、他の外来の病原菌を排除しようとがんばっています。

しかし、歯のエナメル質は粘膜上皮細胞のように剥離もせず、免疫細胞もバイオフィルムに近づけませんから、歯周病菌や虫歯菌優位の状態になってしまうと、防御作用が働かず発症するのです。剥離しない歯の表面では、細菌は歯垢の中に蓄積されます。他の粘膜組織（$10^{8}$個の細菌）と比較すると、その数は１０００倍（$10^{11}$個、つまり１０００億個）になるのです。

ですから、このバイオフィルムに口腔内細菌が蓄積しないように、ひたすら歯をみがいてケアするしか方法はないわけです。

## 歯から入った細菌が、90秒後には上腕部を通っている

歯科研究者や歯科医向けの教材に、「今、まさしく感染している」という状態をシミュレーションした動画があります。炎症を起こした歯肉から、細菌がどんどん入り込んでいく様子が描かれています。この動画のもとになっているのは、歯周病の人が強い力で歯をみがいてみたときに、侵入する細菌の動きを調べた研究です。歯みがきの直後から、細菌が血管に入り込んでいくことがわかっています。

実際に、感染して血管に入り込んだ細菌が、「たしかにこの部分の血管を通った」ということを調べることもできます。

これは第1章の図1－6（35ページ）でも示しましたが、歯茎の内側から入った細菌は、約90秒で上腕部の血管に達していることが確認されています。30分ほど経つと徐々に減ってきて、60分経つとほぼ上腕部の静脈血にはいなくなります。そして、このあとに全身の血管のどこかで慢性炎症を起こすということになります。

果たしてそれらの細菌が、どの場所で炎症を起こすのか、ということまではわかりません。腎臓なのか、心臓なのか、脳なのか。

わかっているのは、行った先がどこであろうと、血管の内壁で炎症を起こす、ということ

です。このとき、細菌そのものが炎症を起こすのか、細菌が持つ内毒素（菌のかけら）が炎症を起こすのか、どちらのしわざかははっきりしませんが、どちらであっても、起きる炎症の様相については、ほぼ同じです。

これまで、「血管に細菌が入る」という現象については、急性で症状が重い「敗血症」だけを怖がってきました。しかし、死に至る可能性もある恐ろしい敗血症は、日常生活の中で起こることはほとんどありません。手術による感染が原因となるなど、主に病院の中で起こることなのです。

一方の菌血症は、一見すると健康そうな、普通の人の体内で、静かに起きている現象です。これは大切なので、何度でもくり返しますが、「気がつかないうちに血管が蝕まれていく」という意味では、正しく怖がり、しかるべき対策をすべきなのです。

## 残された感染症の多くは体液感染

歯原性菌血症は、歯肉溝浸出液から菌が血管に直接入る感染症です。ここで少し感染症に至る感染経路について、改めて補足しておきます。

感染症とは、細菌やウイルスなどが原因で起こる病気のことです。

細菌とウイルスの違いを簡単にいいますと、細菌は細胞膜と細胞壁を持っていて、ウイルスに比べればだいぶ大きく、また、自分で増殖する能力を持ちます。単細胞の微生物としてとらえられています。

これに対してウイルスはとても小さく細胞膜や細胞壁を持たず、他の生物を宿主《やどぬし》にして、その生物の細胞を利用しないと増殖できません。ですからウイルスは、生物としてはとらえないこともあります。

抗生物質は細菌にしか効きません。というのも、抗生物質は細胞の構造を利用して攻撃するものであるため、細胞を持たないウイルスには使えないのです。

風邪やインフルエンザはウイルス、騒ぎになったエボラ出血熱やＨＩＶもウイルスです。

細菌にはいろいろなものがありますが、病気を引き起こす細菌はごく一部で、それらは病原菌と呼ばれています。有名なところでは、コレラ菌や結核菌、肺炎球菌、炭疽菌《たんそきん》、サルモネラ菌、Ｏ―１５７などの病原性大腸菌や破傷風菌などがあります。

ウイルスや細菌による感染症が広がるときには、感染経路というものがあり、そのルートには、飛沫《ひまつ》感染、空気感染、体液感染の３つのルートがあります。

飛沫感染は、感染者の唾液や排泄物などの飛沫を通して感染します。風邪やインフルエンザにかかったらマスクをして、くしゃみによる飛沫を防いで予防をします。

もう一つの空気感染ですが、代表的なものに結核があります。これは現在の臨床の現場では少なくなった感染症です。空気感染を引き起こす病原菌は、飛沫感染とは違い、水分（体液）を含みませんから、空気中を病原菌単独で浮遊し、その空気を吸ってしまった人が感染に至るということになります。

体液感染は、流行性結膜炎、プール熱、性感染症など、感染した人が触ったものに細菌などが付着していて、その付着したものを触った人が同じ細菌による感染症を引き起こすことです。体液感染を起こすのは、血液、鼻汁、涙、精液、膣液……、体から出る、汗以外のすべての水分です。

こうして体にとりついたウイルスや細菌は、消化管や気道などの粘膜で、体の防御システムによる抵抗を受けます。体が持つ免疫システムを利用して開発されたのがワクチン療法です。現在では多くの感染症が、ワクチン療法によって制圧されています。

こうして考えると、残された感染症が、唾液や血液を介して感染する虫歯菌・歯周病菌・ＨＩＶウイルスなどによる体液感染なのです。歯と歯茎のすき間から血液に直接、菌が侵入してしまう歯原性菌血症が、いかに簡単に起こってしまうかがわかりますね。

## 感染症の感染経路についての教育が不足

さて、なぜここまで、歯についての本であるこの本で、感染症についての知識をいろいろと述べてきたかといいますと、私は歯原性菌血症を、「感染症」、それも「体液による感染症」の一つとしてとらえ、子どもたちにもそのメカニズムや危険性を教えていくことで、性感染症を含む感染症の予防教育につなげたいと思っているからです。

幼少期からの感染症教育としては、最近では「風邪やインフルエンザ予防のためには手洗いを徹底すること」「感染したらマスクをすること」「しっかり治るまでは無理せず休むこと」などを徹底して教えるようになってきていますので、こうした点についてはだいぶ普及してきたように感じます。

つまり飛沫感染・空気感染については、一定の教育と組織的対策がなされているといえます。ワクチンもあります。しかしそれに比べて、主に接触を通して感染する体液感染については、きちんとした予防教育ができていないと思います。そもそも、体液感染自体について理解が行き届いていないのです。

体液感染は、肝炎なども含めさまざまな病気を発生させる原因となっており、生活習慣病と重なる部分が多いのです。感染症はそれそのものだけでなく、生活習慣病との二重のリスクを発生させるという認識はまだまだ足りません。

そして歯科でいえば、唾液も体液ですので、虫歯や歯周病は、唾液感染による口腔内の病気でもあります。もちろん、唾液に常在菌が多い場合には、その働きによる殺菌効果もありますが、悪い細菌が溜まると感染源となってしまいます。

このような体液感染の知識を浸透させることを通して、子どもへの感染症教育もアップデートしていかなくてはなりません。

体液感染の中には性感染症も含まれます。日本では、性感染症が増加傾向にあることが問題となっているのですが、私は、虫歯や歯周病を通して感染症の予防教育をすることが、性感染症の予防教育の下地になると考えているのです。

## 無防備な日本人のＨＩＶ感染が増えている

性感染症とは、性行為やそれに類似した行為から感染する病気です。かつては、「梅毒、淋病《りんびょう》、軟性下疳《げかん》、鼠蹊《そけい》リンパ肉芽腫《にくげしゅ》」が4大性病といわれていましたが、性風俗の変化に伴い、病気の種類が増加したことから、「性感染症」と総称するようになりました。

図2－4　日本における新規HIV感染者およびAIDS患者報告数の年次推移

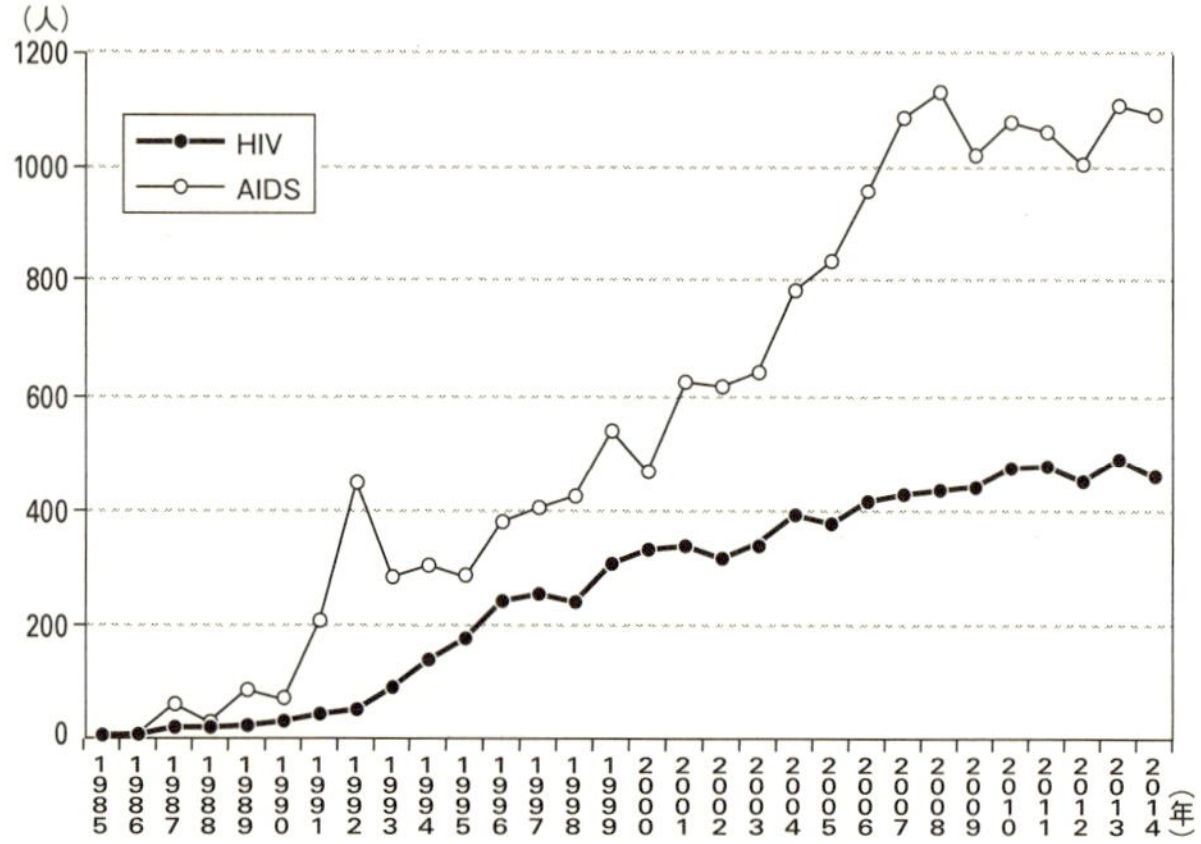


出典：厚生労働省

現在では、クラミジア、性器ヘルペス、トリコモナス、B型ウイルス性肝炎など、多様な病気が性感染症に含まれており、特別な病気ではなくなっています。誰でも身近にかかりうる病気として予防が必要です。

驚くことに、日本ではこれらの性感染症が増加傾向にあるのです。先進国の中でクラミジアが増加しているのは日本だけではないかと指摘されていますし、「過去の性病」というイメージの強い梅毒や淋病も増加しています。

日本人は性に関して、「大らか」といえば耳に優しい言い方かもしれませんが、コンビニには堂々とポルノ系の写真を表紙にした雑誌が並んでいます。子どもの目にポルノを触れさせないという他国の常識からすると、考えられないことです。

そして恐るべきことに、先進国の中で日本だけが、エイズ、すなわちＨＩＶの感染も増加しているのです（図２－４）。

表のとおり、新規にＨＩＶに罹患した人の数は、日本人では増えています。タイなどのＨＩＶの温床になっている国を除き、先進国の中で増加しているのは日本が唯一でしょう。

これでは、日本人男性がだらしないといわれても仕方がない状況ですし、体液感染に関してのリテラシーがないことの問題も示しています。

だからといって、中学生にいきなりコンドーム教育、ということではなく、虫歯菌や歯周病菌の唾液感染の話を通して、体液感染に関する予防を啓発していく。そうすれば、小学生のときから教育できるわけです。

「汗以外の体液には、細菌などの微生物がいる」という認識を持ち、まずは虫歯菌のストーリーで理解し、次に歯周病菌も理解するようにします。そうして発達段階に応じて啓発し、「クラミジアや、ＨＩＶという、怖い感染症もあるからね」と話をつなげて、中学生の終わりまでに性感染症の予防方法についても理解できるよう導くことができます。

きっかけとして歯原性菌血症のことから始めれば、生涯にわたっての感染症予防の教育につながりますし、炎症のことも扱えば、生活習慣病の予防についても学ぶことができます。

## 赤ちゃんの離乳食、口移しはNGか

虫歯菌の感染については、子育て中のお母さんたちはよくご存知のようです。昔のお母さんがよくやっていた、硬いものを母親が噛み砕いて、赤ちゃんに食べさせる、ということはしてはいけません、と指導されています。自分と同じスプーンで赤ちゃんに食べさせるのもいけません、などともいわれます。

これは唾液による虫歯菌の感染を防ぐためなのですが、しかし、これらの指導については一概に正しいとはいえない研究があるようです。

京都大学のウイルス研究所による報告です。EBウイルス（Epstein-Barr virus）というがんウイルス（がんを誘発させる働きをするウイルス）による感染症があるのですが、日本人の場合は、これはほとんどが母子感染しているといいます。

一方、西洋人の多くは、異性間で感染しています。また、西洋人の中でも低所得者層であれば母子感染が増えますが、上流階級の人は異性間感染となっています。

これはどういうことかといいますと、食べ物を手掴《てづか》みしたり、大皿料理をみなでつっついて食べるような文化や習慣を持つグループは、母子感染しやすいと考えられます。一方で、自分用に取り分けられた料理を、ナイフとフォークを使ってきちんと食べる習慣の層では、母子間の唾液感染がないのでしょう。

母子感染せずに、異性間で感染するというのは、思春期以降に異性とのファーストキスなどで感染してしまう、ということです。このことから、EBウイルスによる感染症は、「キス病」という別名も持っています。

この「キス病」は「伝染性単核球症」が正式名ですが、病原体のEBウイルスは、ヘルペスウイルスの仲間です。日本では2～3歳で70％がこのウイルス感染を経験していますので、すでに抗体を持っているということになります。

幼少期に抗体を持っているということは、ウイルス感染の場合はメリットになります。

じつは虫歯菌は、食べ物の口移しだけではほとんど移りません。砂糖をしょっちゅうとっているか、また仕上げみがきなどの歯のケアをしているかどうか、これらが虫歯菌に感染するかどうかを決めます。親子で同じスプーンを使う、という程度のことであれば、それほど気にすることはなく、むしろEBウイルスの抗体を作るという意味では、まったく潔癖な生活よりも好ましいといえます。

ＥＢウイルスは、思春期以降に感染すると、50％が発病してしまいます。幼少期であれば、抗体ができるだけで、ほとんど症状は出ないのです。ＥＢウイルスが重症化すると、肝機能異常につながることもありますから、幼少期に抗体ができていれば、そちらのほうが安全ということもいえます。

幼児の虫歯を予防するために、母子間の唾液感染についての知識を持っておくことも大切ですが、おばあちゃんが硬いものを柔らかくしたり、熱いものを冷ますときにフーフーしたりするぐらいであれば、そこで拒絶反応を示す必要はありません。それよりも、ラムネや飴《あめ》玉《だま》を与えないようにお願いすることのほうが大切です。

## 虫歯菌は砂糖がないと感染しにくい

ただし、同じ唾液でも、「砂糖入りの唾液」の場合には、虫歯の感染力は格段にアップします。お母さんも同じようにお菓子を食べているときに、口移しやキスをしてしまうと、砂糖入りの唾液同士で虫歯菌に感染してしまいます。砂糖からグルコースの重合体（ポリマー：高分子の有機化合物）ができることで、虫歯菌が歯にくっつきやすくなるのです。

マウスで実験をする際も、虫歯菌をマウスの口内に定着させようとするときは、真水は与えないで、砂糖水を飲ませます。真水を飲ませると、虫歯菌が洗い流されてしまって、歯に定着しないからです。

一方、歯周病菌の感染力は強いものです。

歯と歯茎の間で分泌している歯肉溝浸出液は、血液と成分が近い体液ですので、大腸菌のような細菌は棲めません。血液中で生きていける細菌は、じつはとても少ないのです。にもかかわらず、歯周病菌は歯肉溝浸出液が大好きなので、ここで存分に増殖できます。そして、すんなりと血液中に入り、そこでも増殖できるのです。

また、唾液の中にいる常在菌は、$10^8$／ml（１mlあたり1億個）も存在します。ところが、歯肉溝浸出液のところにいるバイオフィルムの菌は、なんとその１０００倍、$10^{11}$／ml（１mlあたり１０００億個）もいるのです。

歯の周りには、体の他の部位の粘膜や唾液中と比べると、１０００倍もの細菌が密集しているのです。これほどに多い細菌がスクラムを組んでへばりついているのですから、それを取り除くためには、マウスウォッシュでクチュクチュする程度ではとても難しいでしょう。歯肉溝浸出液のバイオフィルムにはまったく浸透できません。

ですからしっかりと、効果のあるケア（最終章で紹介します）をすることが必要なのです。

# 第3章

# 人類は主食によって歯を失った——口内の細菌と人体の歴史

前章までで は、口の中に口腔内の細菌が増大し、それが歯の周辺から血管内に入り込み、体のあちこちで慢性炎症を起こしていることをご説明しました。慢性炎症ががんや生活習慣病、認知症など、多くの病気の原因になっていることもおわかりいただけたと思います。

本章ではいよいよ、では何が、口の中をこのような状態にしたのか？ ということに迫っていきます。

その犯人をあらかじめ特定しますと、ずばり「糖質」ということです。普段の食事が糖質中心に偏《かたよ》っている現代の食生活が、口腔環境の悪化を促していることに間違いはないようです。

歯と糖質、ということでいえば、砂糖と虫歯の関係については、これまで十分に解明されています。お菓子の食べすぎは虫歯になる、ということは幼児でも知っていますし、甘いものを食べたら、歯をしっかりみがくということは啓発され、日本においても1975年ごろを境に、子どもの虫歯の本数は減少しています。

これは砂糖制限の成果の一つで、日本の育児用ミルクから砂糖を抜いたのがこの年なのです。

問題は、砂糖以外の炭水化物について、歯科的な考察がこれまで不十分であったことです。そこには、日本人の食生活の歴史、また、穀物を主食とした栄養学が確立されてここまで来た、ということが関係しています。

現在、栄養学的な見地から、糖質を控えることの必要性を訴える方も増えていますが、歯科的な見地からも、「主食」や糖質への考え方を大きく見直していかなくてはいけない時期に来ているようです。

### 三大栄養素のうち、炭水化物だけが虫歯の原因

虫歯（医学的には「う蝕《しょく》」）は、炭水化物の選択とその摂取回数を反映して起きる疾患です。炭水化物、タンパク質、脂質の三大栄養素のうち、虫歯の原因になるのは炭水化物だけなのです。

ここで、炭水化物の分類を確認しておきましょう（図３－１）。

糖質とは、栄養表示基準によると、「炭水化物から食物繊維を除いたものの総称」です。その糖質は、「糖類、オリゴ糖、多糖類、糖アルコール類」などに分類されます。

糖質を摂取すると、速やかに体のエネルギーとなります。脳のエネルギーとしても欠かせ

図3－1　炭水化物の分類

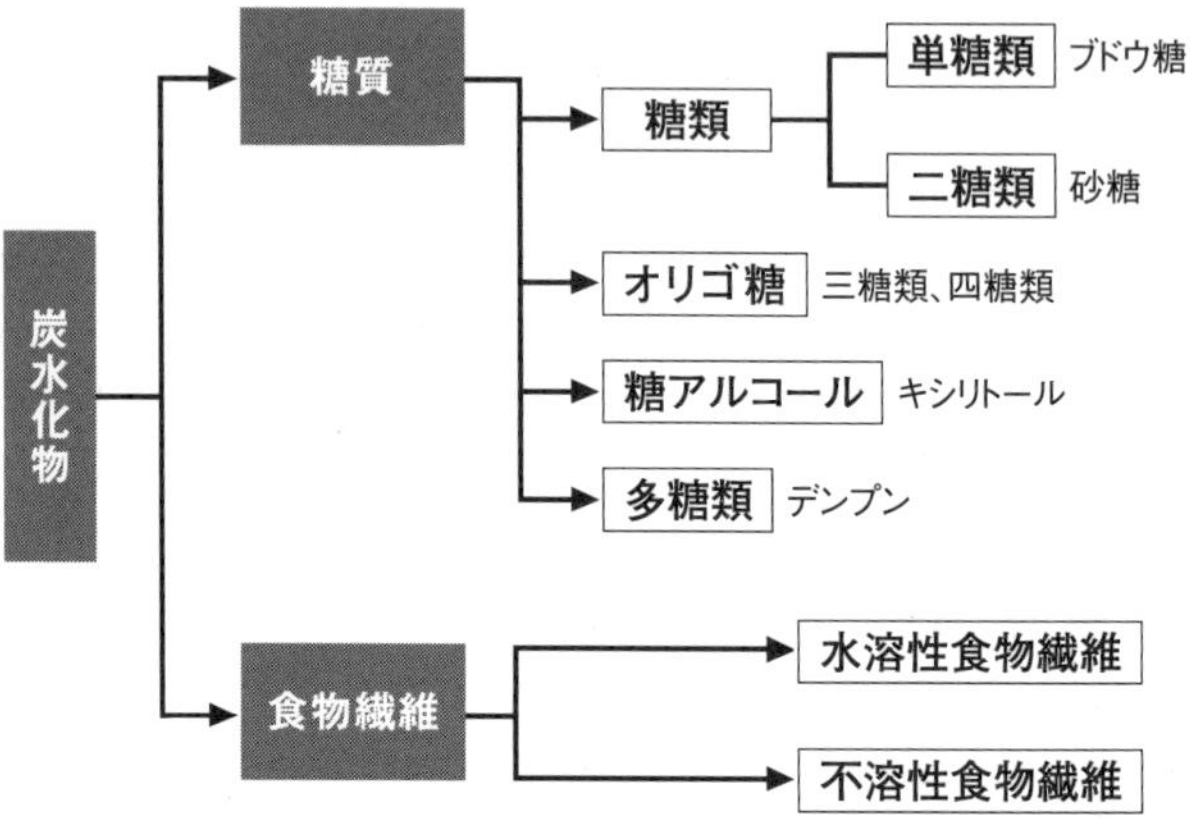


ない、大切な栄養素であるといわれています。

しかしながら、現代の食生活は、パンやお菓子、麺類やおにぎりなど、手軽に食べられる糖質の食品の占める割合が増え、糖質のとりすぎが懸念されています。

「糖」という文字で表される「糖質」ですが、そのすべてが口に入れたときに「甘い」わけではありません。「糖類」の砂糖やブドウ糖は甘味ですが、多糖類のデンプンは、基本的に甘くありません。

白飯は、咀嚼《そしゃく》をくり返すとほのかに甘味を感じますが、これはデンプンがアミラーゼという口腔内の消化酵素によって、麦芽糖（ブドウ糖2個からなる二糖類）にまで分解されるためです。

デンプンは、アミロースと呼ばれる、数百個から数千個のブドウ糖が鎖状に連なったもの、もしくは、アミロペクチンと呼ばれる、数万個のブドウ糖が房状に連なったものから成り立っていますが、それが分解されると二糖類になり、甘く感じられるようになる、というわけです。

さて、砂糖をとるとなぜ虫歯になるかといえば、みなさんご存知のとおり、虫歯菌（連鎖球菌であるミュータンス菌）の大好物が砂糖だからです。砂糖をエサとして増殖する虫歯菌から酸が出て、その酸によって歯が溶けてしまう。この状態が虫歯です。

一方、日本人の主食とされる、白米の主要成分であるデンプンなどの多糖類と、虫歯との関係については、あまり言及されることはないようです。

## エナメル質の虫歯は砂糖が原因、象牙質の虫歯は米が原因

ここで、改めて歯の構造をご説明しておきましょう。歯はエナメル質、象牙質《ぞうげ》、そしてセメント質という硬組織から成り立っています。

歯の表面としてみなさんが見ている部分がエナメル質で、その内側に、象牙質があります。象牙質は、歯の根元である歯根まで続いています。

**図3－2　歯の構造**

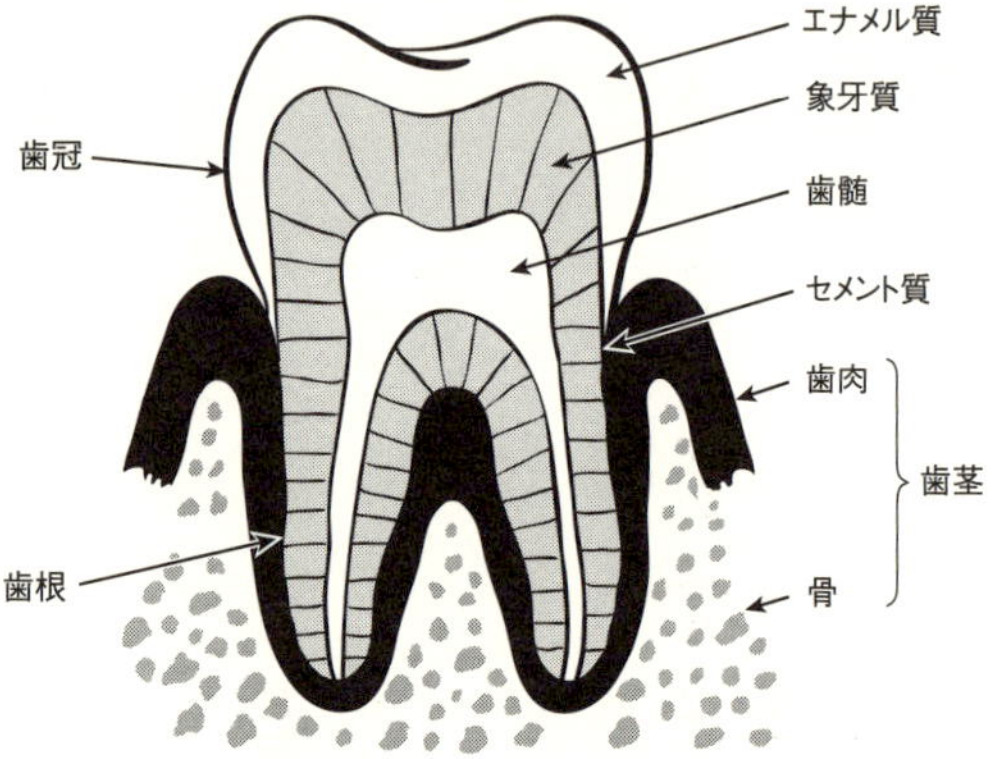


歯のうち、歯茎の上に見えている部分は歯冠、歯茎に隠れている部分は歯根といいますが、セメント質は、歯茎に隠れた歯根の表面の組織になります（図3－2）。

虫歯は、虫歯菌が作り出す酸によって、歯の組織が溶けて崩れる（脱灰《だつかい》）状態です。そこには、pH（昔はペーハー、最近はピーエイチと読ませています）が関係しています。

pHというのは、7を中性として、それよりも高ければアルカリ性、低ければ酸性を表します。

歯のエナメル質が脱灰を始めるpHの臨界は、pH5・5です。つまり、口の中が、pH5・5よりも酸性度が強い環境にあると、エナメル質が溶け出してしまうのです。

しかし、歯根の象牙質が脱灰を始めるｐＨの限界は、中性に近いｐＨ６・７です。つまり、歯根にはエナメル質がないため、それほど酸性度が強くなくても、溶け出してしまいます。

エナメル質の虫歯には、砂糖の存在が欠かせないのですが、歯の根面の虫歯は、多糖類（デンプン）と常在菌の組み合わせだけでも十分発生します。

つまり、小児特有の虫歯は、アメなどのお菓子や甘いジュースなどが主因となり、主にエナメル質で発症します。しかし、成人に起こりがちな虫歯は、デンプンなどの多糖類が主因となり、主に歯根部分の象牙質で発症するのです。もちろん個人差はありますが、虫歯の発症原因と症状については、小児虫歯と成人虫歯とに分けて考えられます。

## 稲作が広まるにつれて虫歯の数も増えている

では人類の虫歯はいつから起こり始めたのでしょうか。

人類と虫歯の歴史、それは文明の発展と深く関係しています。

『日本食生活史』（渡辺実著、吉川弘文館）には、「縄文時代の日本人は、弓矢を使って狩猟を行い、釣り針を使って魚を釣り、貝を捕食し、食べられる植物や木の実などを採る段階に終始した。住居は主に台地上に竪穴住居。集落を形成し、食料の採集には集団的な共同作業が行われていた」とあります。

春から夏はワラビなどの山菜、秋はドングリなどの木の実、サケ・マス、貝などの魚介類、冬はシカ・イノシシなどの獣肉類を食べていたと考えられています。

歴史の教科書では、稲作が始まったのは弥生時代の初め、年代でいうと紀元前4〜5世紀とされていたと思いますが、近年、地層や土器の科学的分析技術が進み、これまで考えられていたよりも500年以上も前、縄文時代からすでに、稲作は始まっていたと考えられています。

実際に、縄文時代の人骨に残った歯から、成人のう蝕が見つかっています。写真3-1に見るように、第2、第3大臼歯のセメント質とエナメル質の境付近に初発したう蝕が、根面部に拡大しているのがわかります（国立科学博物館新宿分室の許可を得て撮影）。

## チンパンジーには虫歯がない

京都大学の霊長類研究所と鶴見大学の歯学部が共同で、チンパンジーの歯について研究をしたところ、チンパンジーには虫歯も歯周病も起こらないことがわかりました。

原始的（野性的？）なチンパンジーの食生活と近代的な人間のそれとでは、どこが決定的

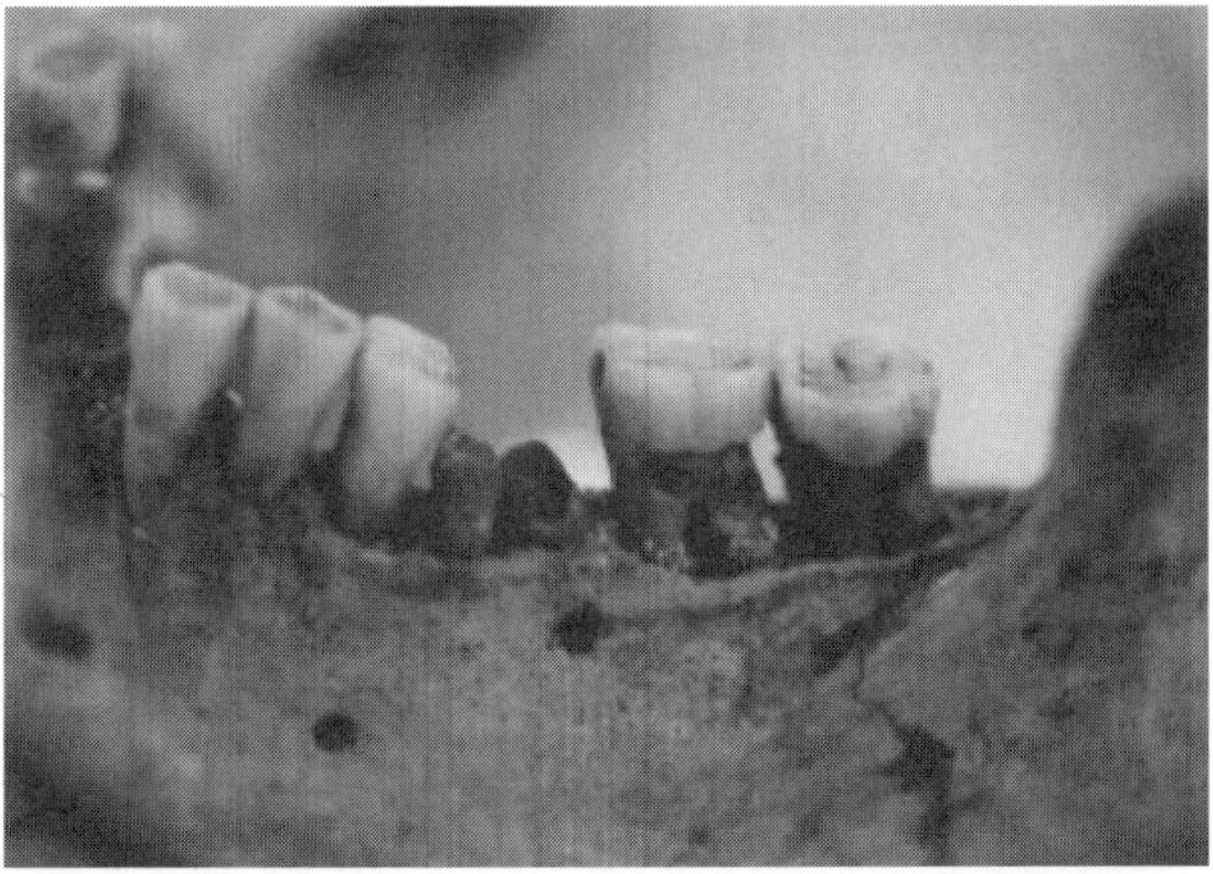

写真3－1　縄文時代の成人う蝕。根面部がやられている。（国立科学博物館新宿分室の許可を得て撮影）

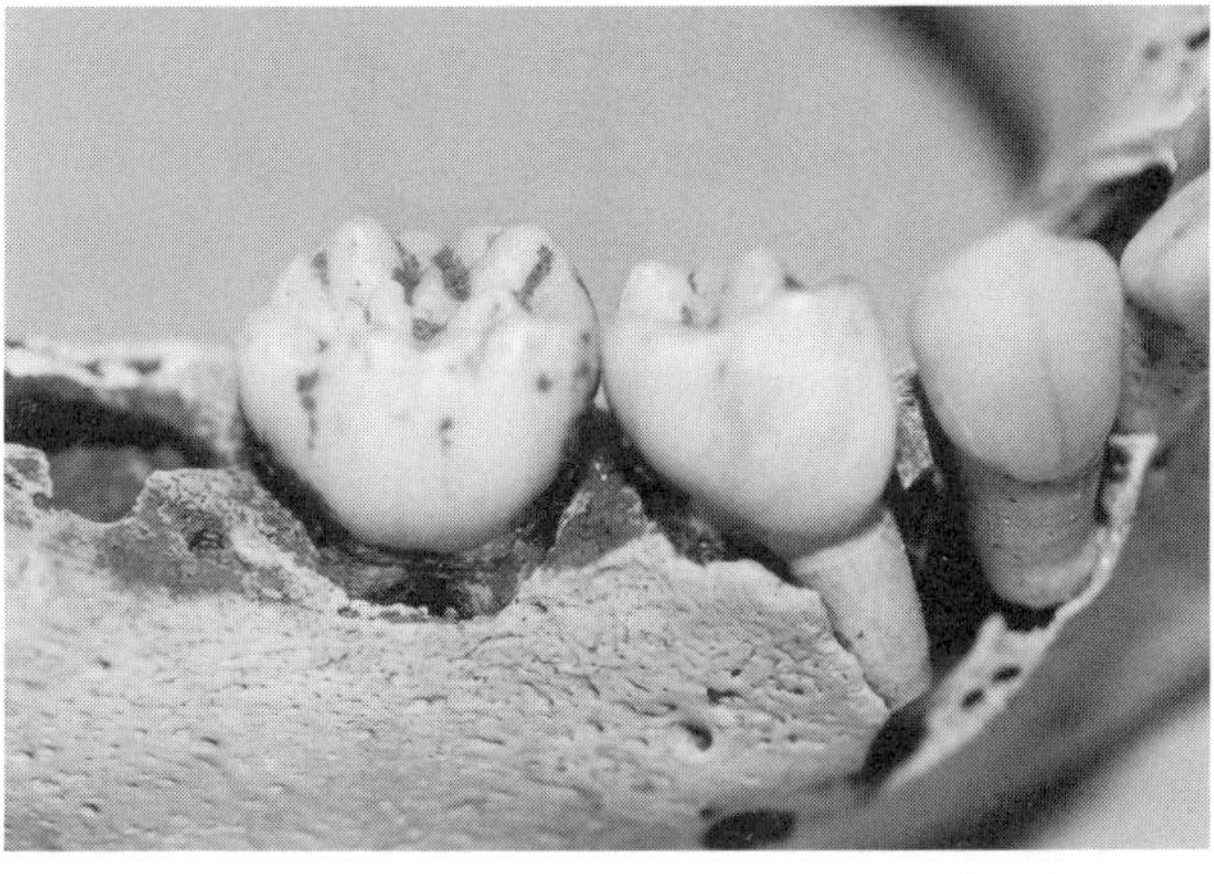

写真3－2　縄文時代の乳歯。きれいに残っている。（出典同上）

に違うかといいますと、「加熱したものを食べているかどうか」です。

私たち人間は、米や芋などは加熱をしないと食べられません。非加熱のデンプンは、硬いβ《ベータ》デンプンですが、加熱すると柔らかいα《アルファ》デンプンに変わります（これを糊化《こか》といいます）。

柔らかくなったαデンプンは唾液のアミラーゼ酵素で分解されやすくなりますが、それによって多糖類が二糖類の麦芽糖に分解されるために、悪玉細菌のエサになってしまいます。

つまり、炊きたてのホカホカした白ご飯は、歯にとっては大敵、ということです。

仮に、人間も野生のサルのように、生の食品ばかり食べていたとしたら、口の中はさほど汚れませんので、虫歯にはなりにくいのです。また、加熱しすぎると、食品中のビタミンや酵素が破壊されてしまうので、その点も好ましくありません。

また、加熱してαデンプンとなった米や芋類も、いったん冷えれば、デンプンはβ化しますので、虫歯のリスクはそこで下がります。

ところが私たちは、そのある意味で健康的な「冷や飯」を、文明の利器である電子レンジで温め直して食べることができます。温められたデンプンは再びα化し、唾液アミラーゼで二糖類の麦芽糖に分解されますから、口腔内細菌はエサが増えて大喜び、ということになるのです。

## 人類は「おいしい味」を追求しすぎた

糖類である単糖類と二糖類は、分子がとても小さいため、細菌は糖類をそのまま自らの中に取り込める状態になっています。細菌は糖類のトランスポーター（糖輸送体）を持っている、という言い方をします。糖類は低分子であるがゆえ、そのまま虫歯菌のエサになるのです。

そして困ったことに、私たちの舌にある「味蕾《みらい》」（味覚受容器）は、そこに触れる分子が小さいほど、おいしいと感じます。炭水化物にしろ、タンパク質にしろ、加熱されたり分解されたりして、「低分子化」されたものほどおいしく感じるのです。

つやつやに炊き上がったご飯、ほくほくに蒸《ふ》かしたお芋、柔らかく焼けたお肉。これらは多糖類やアミノ酸が低分子化され、味蕾により接触しやすくなったことで、私たちにおいしさを感じさせてくれているわけです。

低分子の糖類や低分子のアミノ酸を好んで摂取するようになった人類は、もしかすると「おいしさ」を追求しすぎてしまったのかもしれません。そのおいしさの追求の結果が、人類に虫歯や糖尿病などの病気をもたらしてしまいました。

非加熱のローフードだけを食べるという健康法もあるようです。たしかに、βデンプンしかとらなければ虫歯菌はつきにくいですし、生の肉や野菜の繊維質によって、歯の表面はきれいに保たれると考えられます。

しかし、肉類の生食は食中毒の危険もありますので、原始人のまねはできませんし、これだけおいしいものに囲まれた現代に、あえて「まずいものを食べる生活」を選ぶことは難しいでしょう。

ですから、加熱された、おいしい食べ物を食べる生活を選択する限りは、「歯をきれいにケアする」ということと両立をしていかなくてはならないのです。

## 原始人の生活をすれば歯みがきはいらない

では、まずいものを食べる生活に近い、たとえば無人島での原始的な生活をすることで、口の中は本当にきれいに保たれるのでしょうか。

スイスのベルン大学とチューリッヒ大学の研究グループ10名は2007年、ライン川流域の孤立したエリアで、4週間、石器時代を再現した生活を過ごし、その後、口腔内の様子を観察する、という実験をおこなったことがあります。被験者はあらかじめヤギを一頭仕留めてもらい、その肉を食べるなどして生活をしたそうです。

こうした原始的生活の中では、精製した糖を食べることができないので、歯をみがかなくても、口腔内はきれいに保たれたそうです。

原始的生活といえば、フィリピン・ルバング島から、太平洋戦争終結後30年近く経って帰国された小野田寛郎《おのだひろお》少尉を思い出す方もいるでしょうか。

長年にわたって、ジャングルの中でターザンと同様の原始的生活を送ってきた小野田さんは、その間、近代的な食生活から遠ざかっていましたが、帰国したときの彼の口腔内は、虫歯一本なく、きれいに保たれていたそうです。

歯みがき粉や歯ブラシがなくても、原始的な食生活であれば、口腔環境は良好に保たれます。砂糖を口にせず、生肉や生野菜の繊維性のものを噛むことで、歯みがきをしたのと同じ効果があることになります。


**歯みがきをしないと動脈硬化マーカーが上昇**

この例とは逆に、現在の文明生活の中で、おいしい物を食べつつも歯みがきをしない場合

**図３－３　歯みがきしないと細菌の内毒素（LPS）が血流に入り**
**エンドトキシン血症になる**

（歯磨き中止で56%の若者がエンドトキシン血症を発症する）

| 調査総数 n=50 平均年齢 24.7歳 | 白人 n=34 | 黒人 n=16 | 男性 n=22 | 女性 n=28 |
|---|---|---|---|---|
| 歯みがき中止による **発症率** **56%** | 歯みがき中止による **発症率** **59%** | 歯みがき中止による **発症率** **50%** | 歯みがき中止による **発症率** **50%** | 歯みがき中止による **発症率** **61%** |
| | 平均エンドトキシン濃度 **0.74 EU/ml** | 平均エンドトキシン濃度 **0.78 EU/ml** | 平均エンドトキシン濃度 **0.61 EU/ml** | 平均エンドトキシン濃度 **0.81 EU/ml** |

出典：Wahaidi V Y et al. Endotoxemia and the host systemic response during experimental gingivitis. J Clin Periodontol. 2011 May; 38(5): 412-417.

には、どのような結果になるのでしょうか。

２０１１年、アメリカのインディアナ大学で、実際に実験がおこなわれました。24歳の若者50名に、普段と変わらない生活を送りながら、3週間の歯みがき中止をお願いしたのです。この結果、彼らの口腔環境は極端に悪化しました。

血液をチェックすると、被験者は56%の割合で菌血症と同様の作用をするエンドトキシン血症になっていました（図３－３）。

図３－４に、０・74EU／mlという数字がありますが（EUとは、エンドトキシン・ユニットのこと）、もし透析患者の血液に、このくらいのエンドトキシンが含まれていたとしたら、15%の人が1年以内に死亡する、という

## 図3－4　歯みがき中止で血中エンドトキシン増加

（歯みがきを再開すると3週間で正常に戻る）

| | 試験前（歯みがき実施） | 試験中（歯みがき中止） | 試験終了後（歯みがき実施） |
|---|---|---|---|
| 血中エンドトキシン濃度（EU/ml） | ＜0.08 | **0.74** | ＜0.08 |
| プラーク指数 | 0.14 | **2.08** | 0.40 |
| 歯肉炎指数 | 0.41 | **1.16** | 0.47 |
| 好中球活性 millivoltage. min | 5.77 | **8.39** | 5.54 |

出典：Wahaidi V Y et al. Endotoxemia and the host systemic response during experimental gingivitis. J Clin Periodontol. 2011 May; 38(5): 412-417.

数字です。それほどの負荷が血管にかかっているということになります。

3週間の歯みがき中止で、このような負荷がかかってしまうのです。

アメリカでおこなわれたこの実験の後、ドイツのハノーバー医大で同様の追試がされています。23歳の若者37名が、3週間歯みがきを中止しました。このとき、同じプロトコール（手順）で測定したのが、動脈硬化のマーカーです。すると、歯をみがいていない期間、動脈硬化のマーカーは上がり続け、実験が終わって歯をみがいたとたん、動脈硬化マーカーは下がりました（図3－5）。

3週間の歯みがき中止に協力してくれた若者たちのおかげで、口の中を清潔にしないこ

## 図3－5　3週間の歯みがき中止の影響(ドイツ)

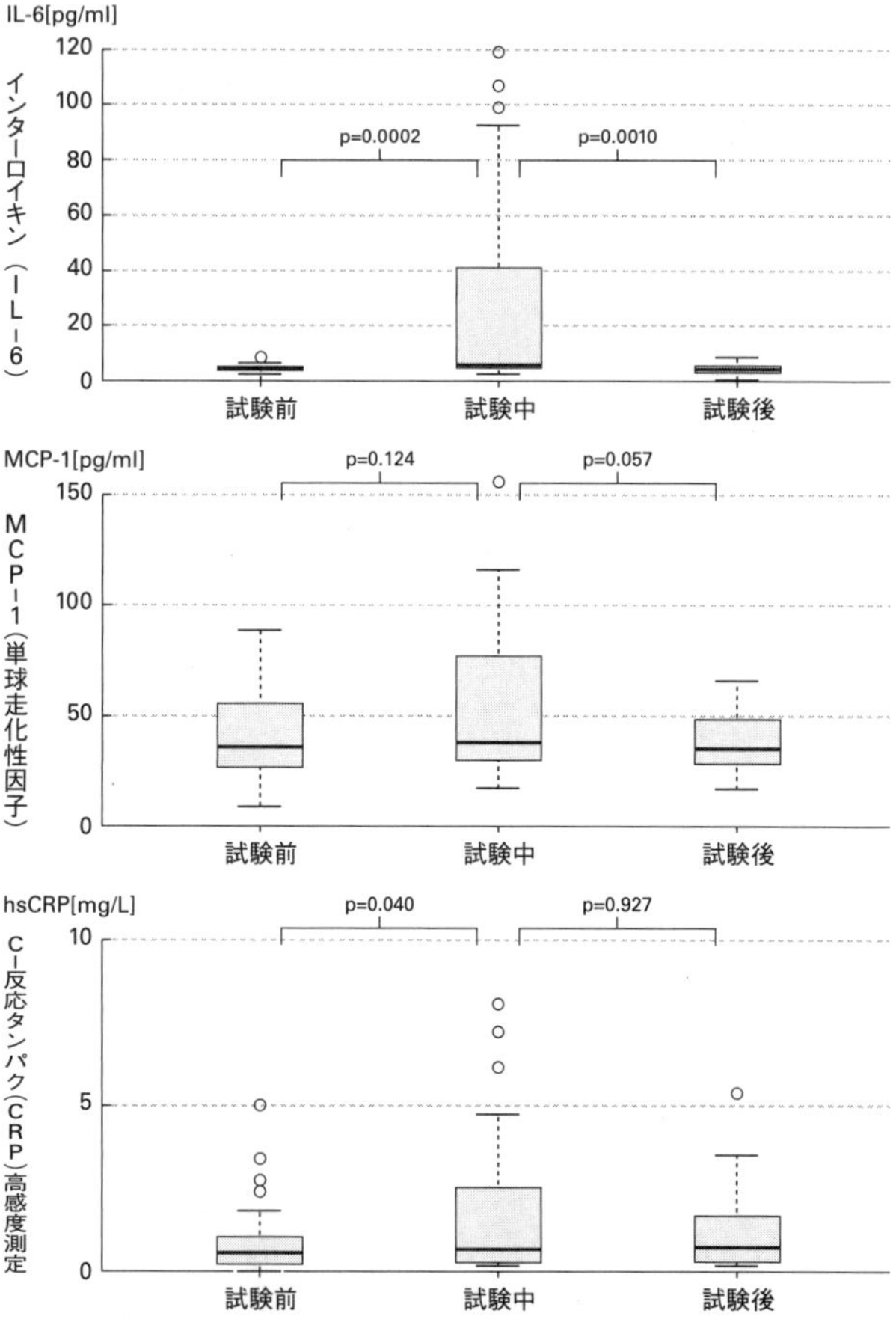


出典：Eberhard J, Grote K, Luchtefeld M, Heuer W, et al.(2013) Experimental Gingivitis Induces Systemic Inflammatory Markers in Young Healthy Individuals: A Single-Sudject Interventional Study. PLoS ONE 8(2): e55265.

とが、動脈硬化のリスクをどんどん上げているということがわかったのです。

### WHOが警告――砂糖は10%から5%へ

口腔内の専門家の立場からいうと、糖類は口の中を汚す張本人ですから、もっとも避けてほしいものですが、現代の食生活ではなかなか減らすことができません。

糖類のとりすぎについては、日本に限らず、世界でもその傾向が懸念されており、2014年には、ついに警告が出されています。

WHO（世界保健機関）は、肥満や虫歯を予防するために、砂糖などの糖類を、1日に摂取するカロリーの5%未満に抑えるべきだとする新指針を発表しました。

この指針に準ずると、砂糖などの糖類の摂取は、平均的な成人で25g、ティースプーンで約6杯分まで、ということになります。従来は10%まで、ということでしたが、虫歯と肥満の研究結果を鑑《かんが》みて、基準を引き下げたということになります。

また警告では、調味料など、一般には甘いものだと見られていない食品にも、砂糖などの糖類が付加されていることも併せて指摘されています。たしかに、ソースやケチャップ、ドレッシングなどには、かなりの甘味料が使われています。

さらに、いわゆる清涼飲料水には、製品にもよりますが、少なめの場合でも砂糖が500ml あたり30〜40ｇほどは含まれているということですから、暑い夏などにゴクゴク一気に飲んでしまうと、1本で基準値オーバーということになります。それほど、私たちは意識せずに甘い砂糖類をとりすぎているのです。

砂糖の他にも、糖質が主体の食べ物は、パンやおにぎり、ラーメンなど、手軽に食べられるものが多いものです。ランチをうどんやパスタ、そばなどで済ませてしまう人も少なくありません。そうなると、とっている栄養素は糖質に偏ります。

飽食の時代といわれる現代ですが、じつは一部に栄養失調症が復活してきているというデータもあります。歯が弱く、自炊が難しい高齢者にこうした栄養失調が多いといわれていますが、同時に、若い世代にも、偏食による栄養失調症が見られるということです。

**GI値が高い（血糖値の上昇が速い）食品と、口腔内のpH値**

とはいえ、これは第4章で詳しく述べますが、炭水化物のすべてが悪いわけではなく、食物繊維を含まない、精製された穀物や砂糖が問題となります。要は、炭水化物の選択力をつけて摂取することが大事です。

その判断材料の一つとして、グリセミック・インデックス、GI（ジー・アイ）値があります。

GI値とは、その食品が体内で糖にかわり血糖値を上昇させるスピードを測ったものです。つまり、血糖値の上がりやすさを示す指標で、GI値が高い食品ほど、血糖値を急激に上げます。

GI値は、ブドウ糖を摂取したときの血糖値上昇率を100として、相対的に表されています。

GI値55以下の食品を「低GI食品」、56～69の食品を「中GI食品」、70以上の食品を「高GI食品」と分類しています。

白米はGI値72～88で、高GI食品に分類され、玄米はGI値55～66で、中GI食品に分類されています。同じ米であれば、より血糖値を上げにくい食品、つまり、中GI値の玄米のほうが好ましいということになります。

一方、虫歯予防の説明のときに示される「ステファンカーブ」という指標があります。これは口腔内のpHを表すグラフです。

ステファンカーブは、GI値のグラフとは逆向きになります。

飲食前の口腔内は、pH6・8でほぼ中性ですが、飲食後の口の中では、細菌が食物中の糖分を分解し酸を出すことにより、2〜3分後にはpHは下がり、4・5〜5・5くらいの酸性になってしまいます。

先に触れましたように、エナメル質はpH5・5で溶け出して、虫歯になります。

つまり、精製された糖質を多く含むGI値が高い食品を食べれば、pHは下がりやすく、そうしたものを1日に頻回に食べていたり、また、飴のように口の中にずっと入れていたりする場合には、口の中が酸性の状態が長く続くことになります。

さらに、砂糖は歯にくっつきやすいため、食べ終わったあとも、元のpHに戻るまでに時間がかかってしまいます。こうした状況では、エナメル質が溶け出しやすい状態が長引いてしまうのです。

口腔内のpHを早く元に戻すためには、口の中に糖質がある時間をできるだけ短くすることと、食後のケアをきちんとすることが大事です。

pHはアミノ酸によって下がることはありませんから、糖質を控えた食事にすれば、pHは下がらず、虫歯のリスクも下がります。

しかしながら、先にも述べましたように、主食やお菓子を食べなくても、見えない調味料

### 図3－6　ステファンカーブと血糖値のグラフ

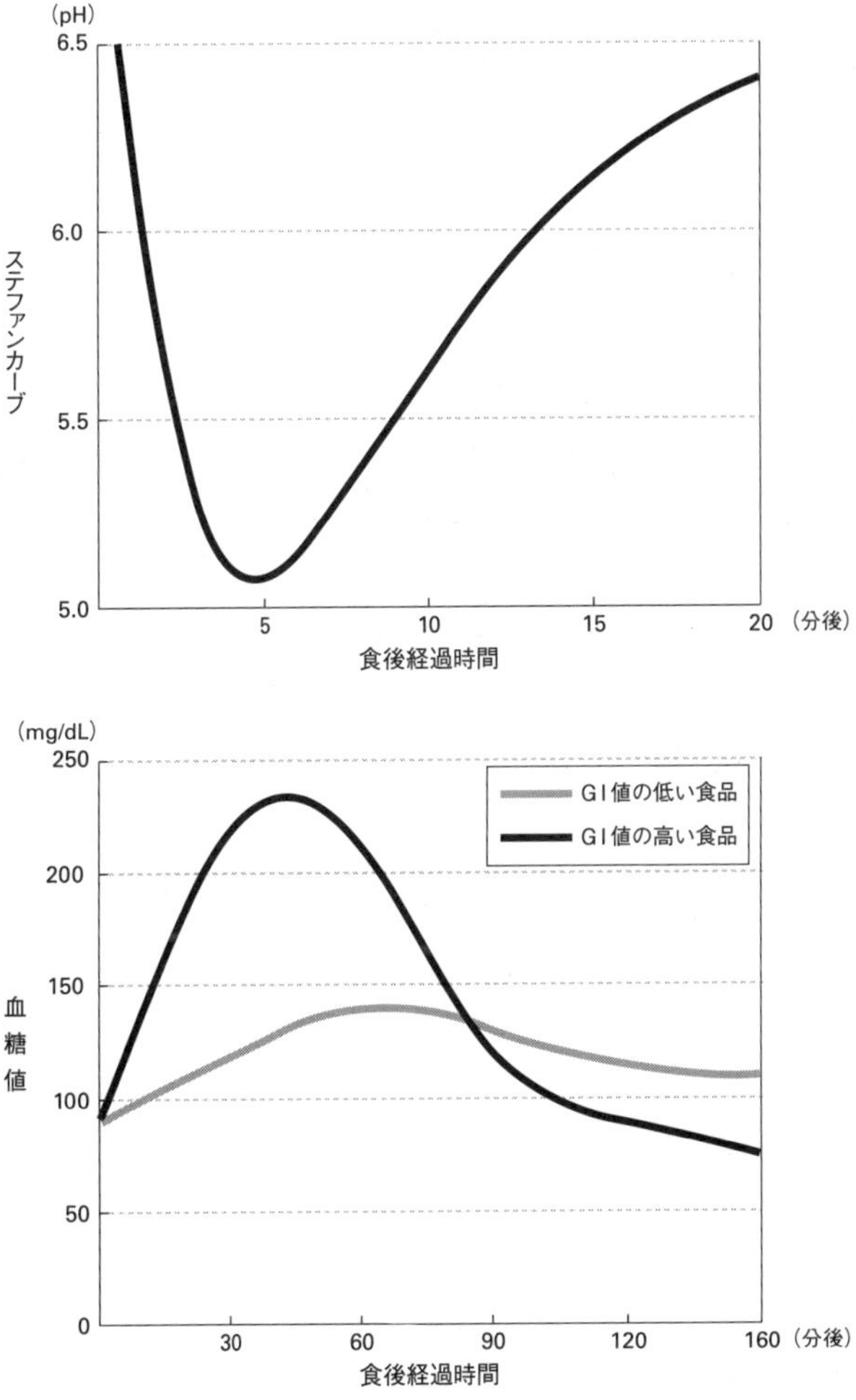

として砂糖などの甘味料は使われていますし、酸っぱいものでもpHは下がりますので、実際には食べ物だけで口内環境をよくすることは難しいでしょう。子どもにお菓子をまったく食べさせないというのも、無理なことです。

であるならば、食べるものの種類や食べ方を考えることが肝心です。

現在、歯の健康教育として子どもたちに話すことの中では、お菓子を食べる回数とタイミングのことを強調しています。ダラダラと甘いものを口の中に入れておくことや、あめ玉をなめ続けるような状況が一番よくありません。

また、食後や夜寝る前には歯みがきやうがいをして、pHを中性に戻すように意識することが大切です。そうして口腔内が酸性に偏る時間を短くします。

## 古代人の虫歯は、米による成人虫歯

次は成人の虫歯について見ていきます。成人の虫歯は、先ほども写真で示しましたように、はるか縄文時代の遺跡から、その痕跡が認められています。縄文時代の平均寿命は30歳に満たないとされていますが、じつは虫歯の痕跡は大人にしか見つかっていません。

縄文時代からすでに稲作はおこなわれ、調理する土器もありましたので、ご飯、つまり加熱したαデンプンは食べていたと考えられます。そして、稲作がどんどん広まっていくのに比例して、米による虫歯もどんどん増えてしまいました。

縄文人の虫歯は、すでに述べましたが、現在のエナメル質にできる虫歯ではなく、根っこにできる虫歯です。まだ砂糖はなかったので、強い酸で歯が溶け出すこともなかったのです。ただし、米による虫歯は、根っこからやられていきます。デンプンが唾液中のアミラーゼで分解されて麦芽糖ができ、それを細菌が取り込んで、乳酸を出す、という回路に入り込んでしまうのです。この場合、弱い酸でも発生する根っこの虫歯になります。じつは今、こうしたタイプの虫歯が増えています。

つまり、少子高齢化が進んでいる日本においては、子どもの虫歯よりも、「高齢者の未処置の虫歯の本数が増えている」のです。１人が保持している未処置の歯の本数は、１本くらいなのですが、その１本を持っている高齢者の人口が増えているので、未処置の歯の総数として見た場合、数は増えているということになります。

虫歯をその原因から分けると、歯の表面のエナメル質の虫歯は、虫歯菌に感染して、砂糖でその数を増やした状態ということになります。一方の、高齢者の根っこの虫歯は、長年噛み続けた米からできている、ということなのです。

日本人の虫歯が江戸時代に増えたことは、後ほど見ていきますが、これも米食によるものだと考えられます。

## 米中心の和食は本当に健康食？

一般に、日本食は健康食だと信じられていますが、米などの炭水化物を主食とする日本食が、日本人の平均寿命や健康寿命の延伸に貢献したという科学的根拠は乏しいものです。伝統的な日本食を食べていたと考えられる鎌倉時代や江戸時代の日本人が長寿であったという根拠もありません。「主食」の概念を持つ日本食を、主食の存在ゆえに健康食だと見なすことは、じつは困難なのです。「主食重視」は理想の食事ではないのです。

日本人の平均寿命が格段に延びたのは、糖質中心の「主食重視」から、他の栄養素をバランスよく摂取するための「主菜と副菜重視」に転換したころからの話です。これに反比例する形で、日本人の1人あたりのコメ消費量は減少していることがわかると思います（図3－7、3－8）。

平均寿命が延びた理由としては、医学や衛生環境が進歩したことがまず大きいと思いますが、主食重視による低栄養状態を脱して、肉や魚、野菜などの多様な食品をとることができ

図３－７　日本人のコメの消費量の推移

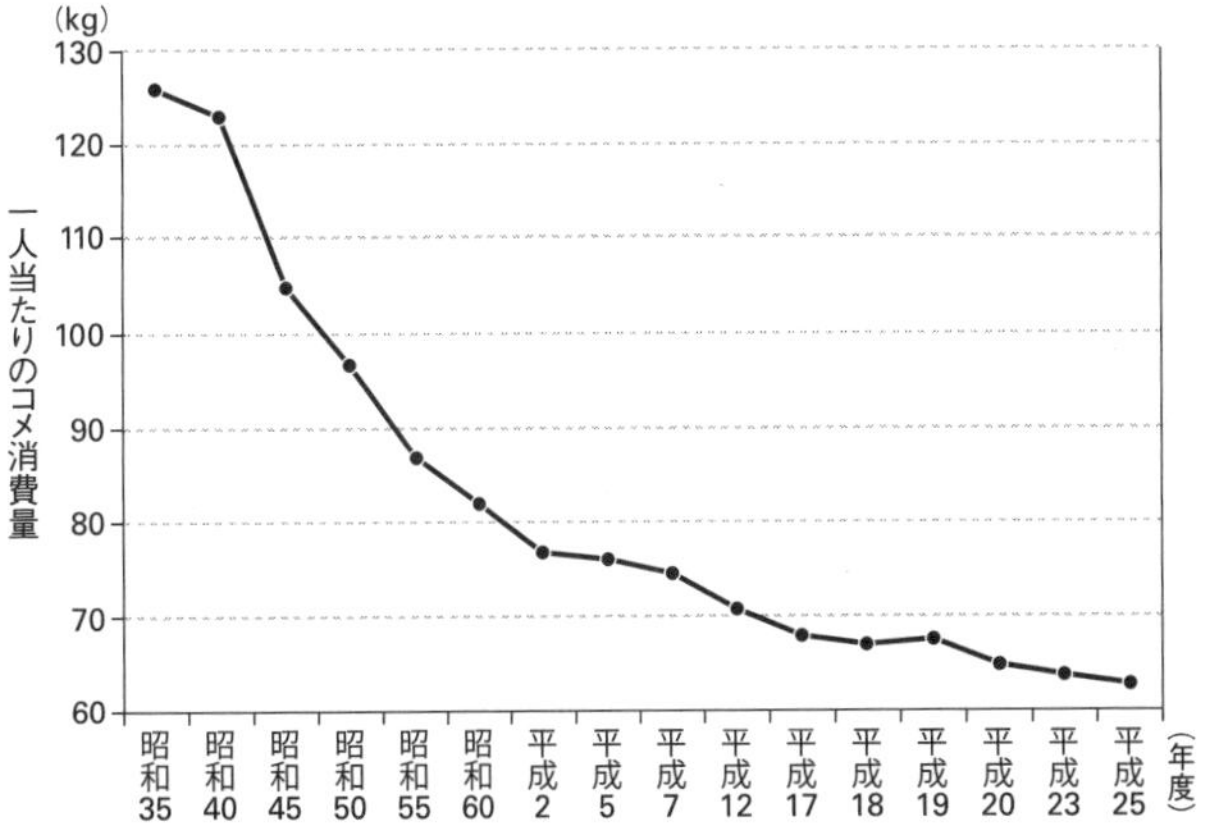


出典：平成25年度食料需給表（農林水産省）

るようになった「豊かさ」が大きく貢献していると思われます。

### 江戸～明治の日本人がもっとも低身長

日本人の炭水化物への偏重は、あとで述べますが、天武天皇の時代に出された肉食禁止令（６７５年）などにその理由が見いだされます。そしてこの主食への偏重は、平均寿命だけでなく、身長にも悪影響を及ぼしていたようです。

古墳時代から江戸時代まで、日本人は一貫して、背が低くなり続けてきました（図３－９）。主食を重視する伝統的な日本食は、慢性的な低栄養による低身長化を招くことが推察されます。

**図３−８　日本人の平均寿命の推移**

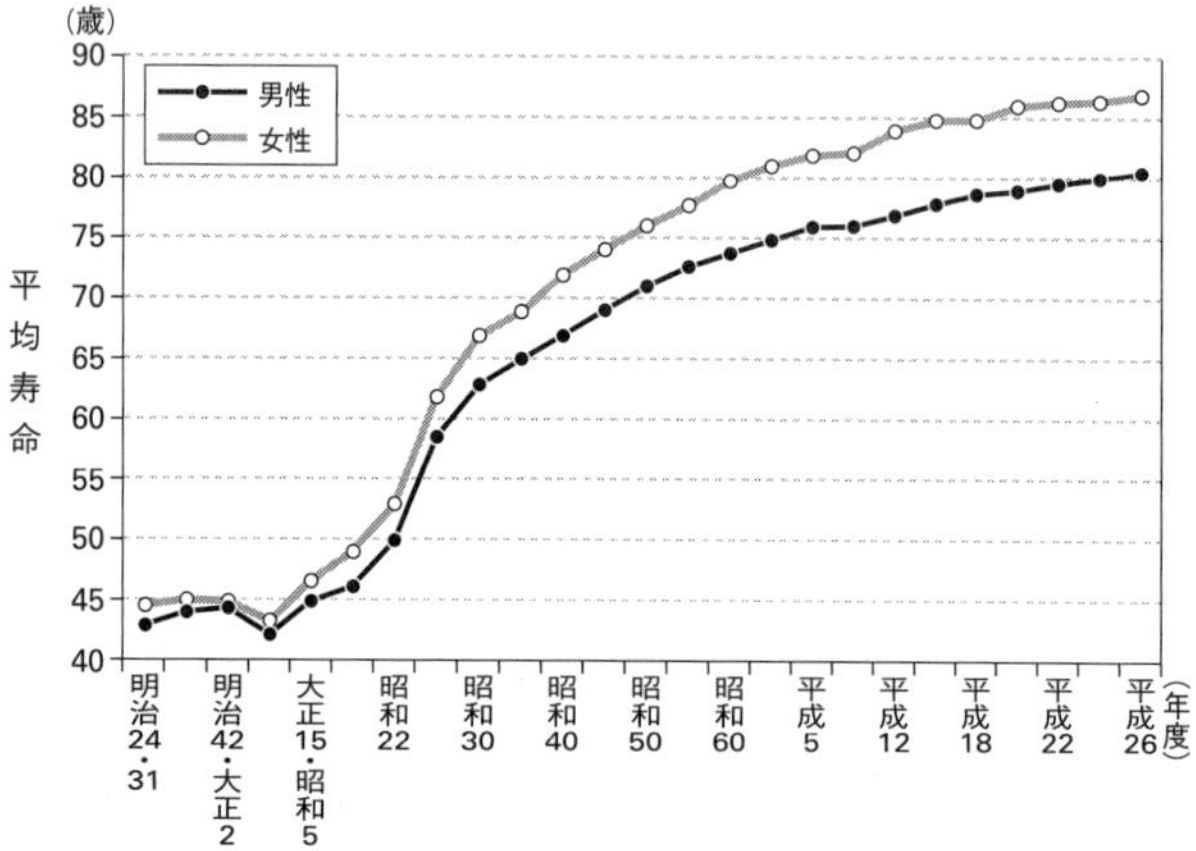


出典：第21回生命表（完全生命表）、および平成26年簡易生命表（ともに厚生労働省）

肉食が解禁されたのは、なんと明治維新以降のことです。第二次世界大戦後は、食生活の西洋化が進み、主菜と副菜、つまり「おかず」も重視することで栄養バランスが改善し、米の消費量が減ったことはすでに見たとおりです。そして日本人の身長は伸びたのです。

とくに着目したいのが、江戸時代の身長の低さです。古墳時代から低くなり続けた日本人の身長は、江戸時代から明治初期にかけて、歴史上もっとも低身長になっているのです。

一方、戦後の身長の伸び方を30歳男女の例で見てみると、男性の平均身長は、１９５０年の１６０・３センチから２００７年の１７１・４センチと、10センチ以上、割合にして６・９％も伸びています。同時期の女性につ

**図３－９　日本人の身長の推移**

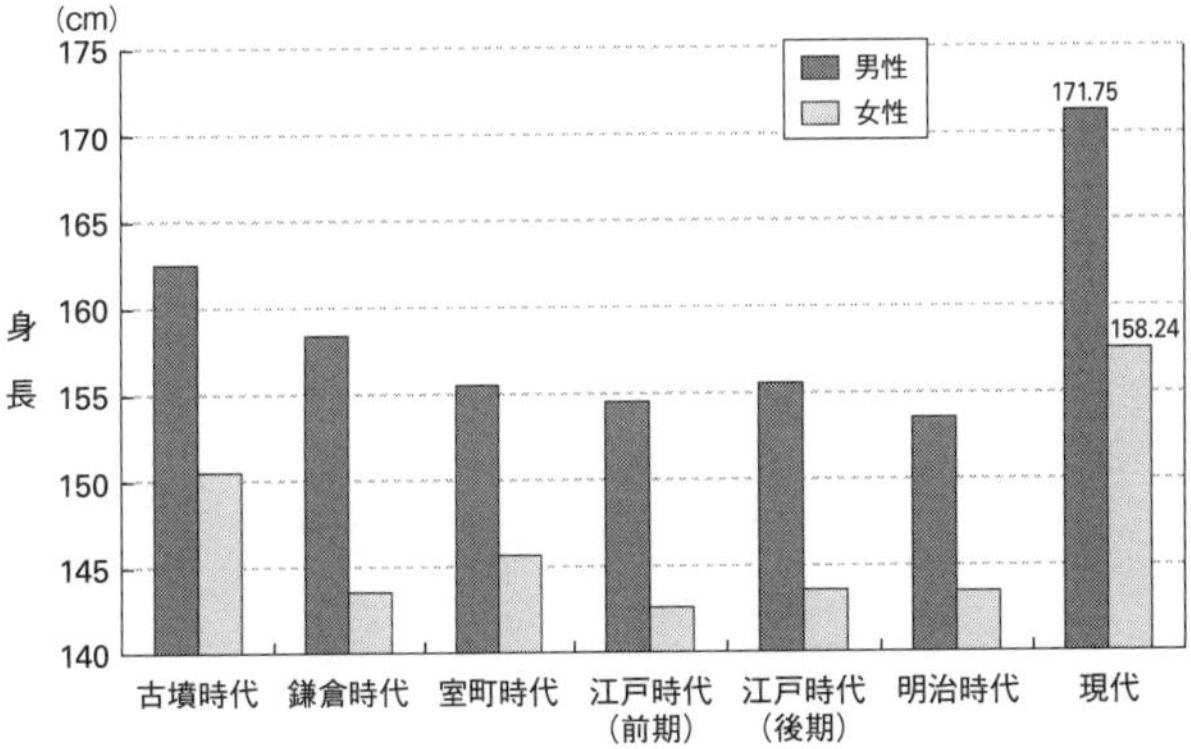


出典：古墳時代から明治時代まで…平本嘉助「骨からみた日本人身長の移り変わり」（『月刊・考古学ジャーナル』ニュー・サイエンス社、1981年）、現代…平成26年度体力・運動能力調査、19歳のデータ（文部科学省）

いても、１４８・９センチから１５８・０センチと、やはり10センチ近い、６・１％の伸びを示しています。

わずか60年程度の間に、大幅な身長の変化が起きているのです。

### 江戸時代に急増する虫歯

食事の影響を強く受ける虫歯に関しても、ここまでに述べてきましたように、炭水化物を食べることと、その摂取回数を反映して起きてきた疾患だといえます。

各時代の平均寿命の違いの影響もありますが、北方騎馬民族が支配したと考えられる古墳時代（紀元２５０〜６００年）の支配層が眠る古墳の人骨には虫歯が少なく、１人あたりの平均う歯数は0・9本、う歯率は3・3％でした（小金井良精「齲蝕の統計について」『人類学雑誌49』1934年）。

ところが、鎌倉時代の1人あたりの平均う歯数は2・5本、う歯率は9・3％となり（井上直彦、郭敬恵、伊藤学而、亀谷哲也「日本人古人骨にみられる齲蝕像」『口腔衛生学会雑誌31』1981年）、古墳時代の約3倍となっています。

さらに、江戸時代の平均う歯数は5・2本、う歯率は20・4％（佐倉朔「日本人における齲歯頻度の時代的推移」『人類学雑誌71』1964年）と、鎌倉時代と比べても2倍になっています（図3－10、3－11）。

**「肉食禁止令」――主食偏重への歴史的プロセス**

もともと日本人は、肉食をしていたといわれています。

日本に関する最古の記録の一つと考えられ、3世紀ごろの日本を知るための資料となっている『魏志倭人伝』には、倭《わ》の者が船で海を渡るときには持衰《じさい》が選ばれ、持衰は航海中には肉食をしない（不肉食）という記述があります。持衰とは、船で中国と行き来するときに、無事を祈って禁欲生活をする、特殊な役割を持った人です。これは、裏を返せば、倭人は日

図３－10　古代から現代までのう蝕有病者率の推移

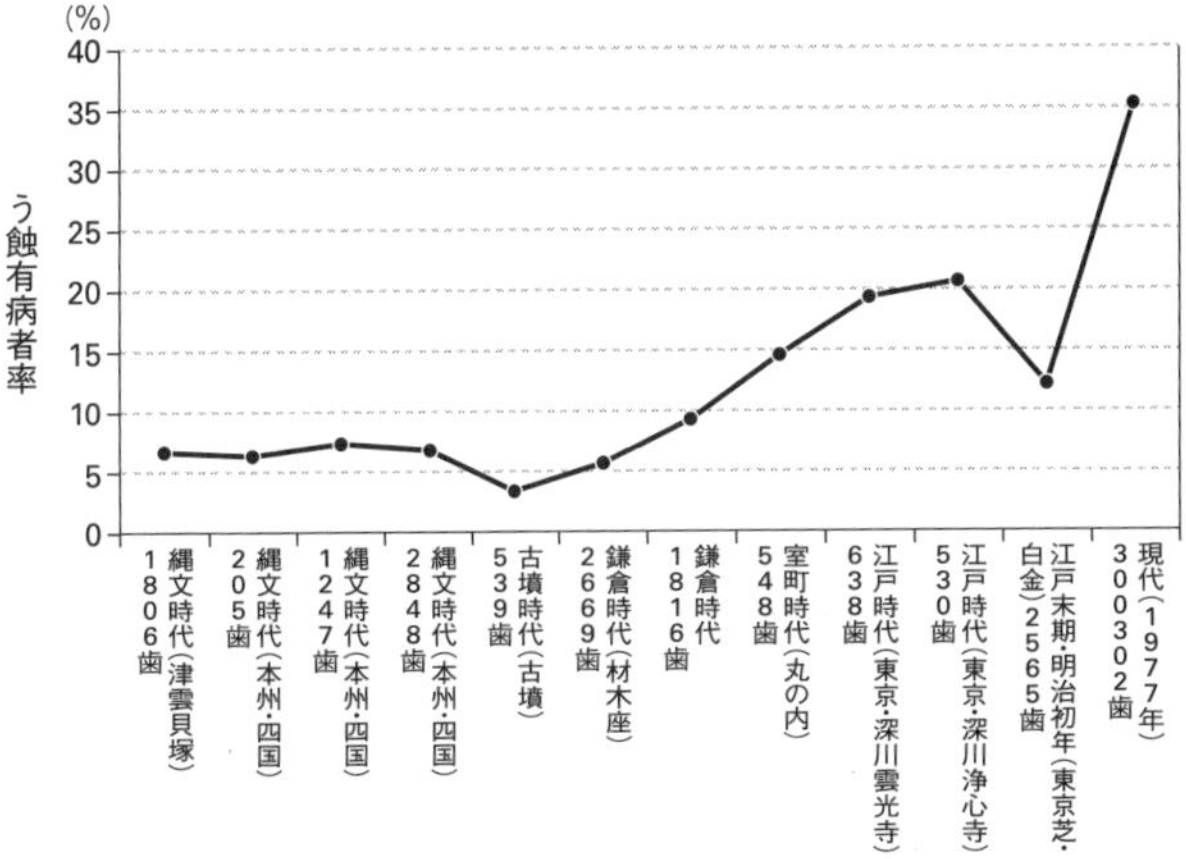


図３－11　古代から現代までの1人あたりの平均う蝕歯数の推移

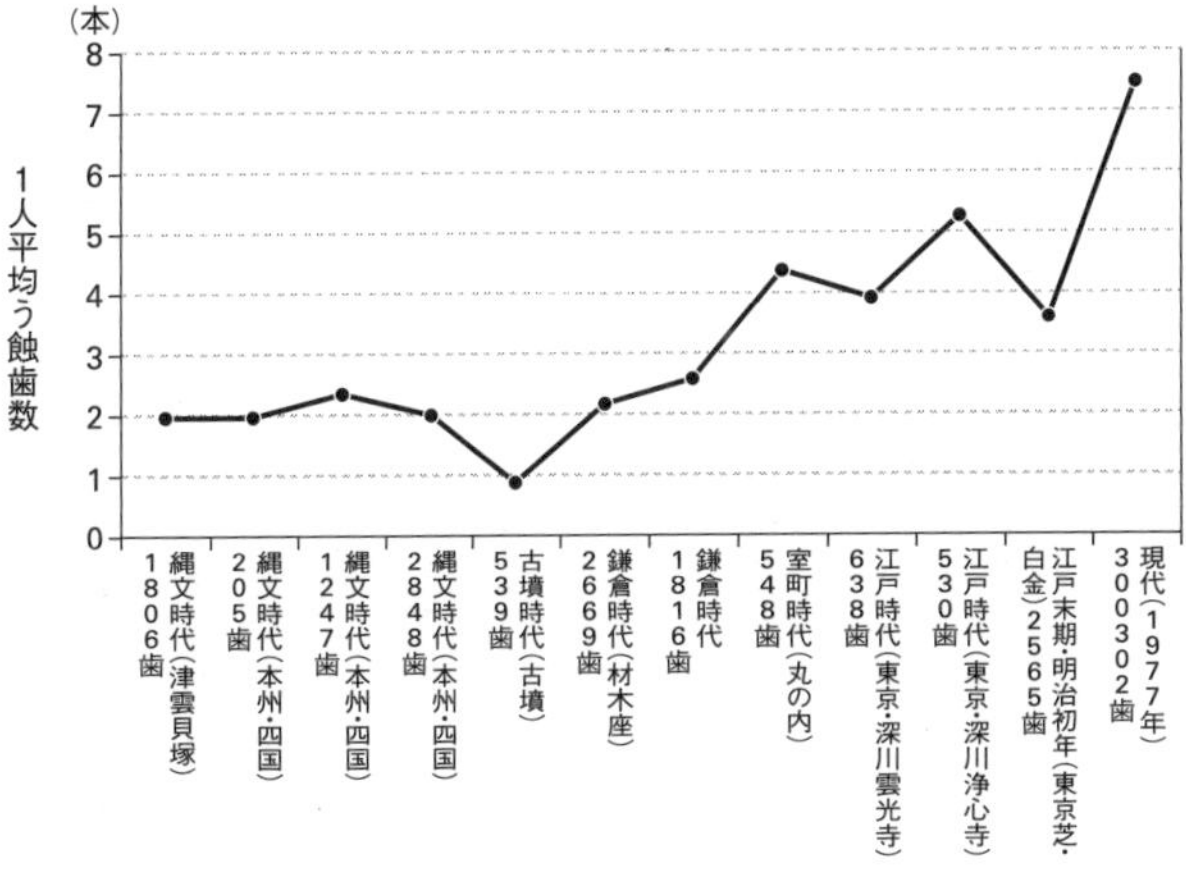


出典：須賀昭一編『図説齲蝕学』(医歯薬出版、1990年)

常的には肉食をしていたと考えられます。

ところが、675年、天武天皇は、牛馬犬猿鶏の肉食を禁じました（『日本書紀（上）』講談社学術文庫）。禁止の理由は日本書紀には述べられていませんが、動物種を限定し、また冬期の狩猟は禁じられていなかったことから、仏教伝来などの宗教的な理由ではなく、農業の保護や、租庸調《そようちょう》による税制の確立、税収の確保が目的だったと思われます。

狩猟は、獲物を捕まえられるときもあれば、そうでないときもあります。誰が何を、何頭仕留めたかも、申告なしではわかりませんし、得た食料の長期保存もできません。狩猟の民からは、具体的な形の年貢を取ることが難しいのです。

そこで、図3－12のように、歴代天皇は何度も狩猟禁止や殺生禁断、肉食禁止令を出します。国づくりの戦略として、民には狩猟から離れて田を耕してもらい、保存が利く米を年貢として納めてもらう制度をつくったというわけです。

農民の中には、税の徴収を逃れるために、山の中にひそかに隠し水田を作っていたという話もあります。でも、そのような土地はすぐにお上に発見されてしまいます。稲作は税の管理がしやすかったのです。

稲作が広まったおかげで、食料の確保がうまくいくようになり、生きるためのカロリーだ

図３－12　歴代天皇による殺生禁断・肉食禁止令

| ■古代（律令時代） |
| --- |
| 675年「肉食禁止令」（天武天皇） |
| 721年「殺生禁断」（元正天皇） |
| 725年「殺生禁断」（聖武天皇） |
| 736年「牛馬の殺生禁止」（同） |
| 752年「殺生禁断」（孝謙天皇） |
| ■平安時代 |
| 1127年「天下殺生の禁止」（崇徳天皇） |
| 1130年「狩猟禁止」（同） |
| 1188年「諸国殺生禁断」（後鳥羽天皇） |

けは十分に確保できるようになりました。それに伴って、日本人の人口は増えていきました。

しかしながら、その栄養の質を見ると、肉食禁止令の影響で、炭水化物に偏ってしまったと思われます。それでも、税の徴収のために稲作を奨励される政治が続きます。こうして、炭水化物を主食とする和食文化が生み出されました。それは同時に、慢性的な動物性タンパク質不足による低栄養の原因になってしまったのです。

**太閤検地により石高制（米＝貨幣）が確立**

栄養面から見て最悪の制度だといえるのは、豊臣秀吉の太閤検地です。これによって、石《こく》高制《だかせい》というシステムが完成しました。米が貨幣とされ、武士の給与として現物支給されるようになり、武家社会の課税は、米の生産高（石高）によってなされるようになりました。加賀百万石だとか、黒田五十二万石など、武家は石高による格付けによって競わされたのです。

米は貨幣と同じですから、お百姓はみな米を作ることになります。日本はここから、食品の多様性を失っていったといえるでしょう。

巻では、こうした歴史を一緒くたにして、和食を「日本の伝統食」と呼びますが、遡《さかのぼ》って『日本書紀』を開いても、祈られているのはあくまで「五穀豊穣《ごこくほうじょう》」であって、粟《あわ》、ヒエ、麦、稲、豆が平等に尊ばれているわけです。

「五穀」とは「さまざまな」というニュアンスを含みますし、「百姓」も、もとはといえば、農業だけでなく、いろいろなことをして生活を立てる民のことを表していたはずです。

たとえ「百姓」を農民に限ったとしても、そこで育む作物が水稲だけである必要はなく、国の政策がなければ、もっと多様な作物を育てていたかもしれません。

話は飛びますが、２０１３年12月、「和食」はユネスコの世界無形文化遺産に登録されました。日本人としてとても喜ばしいことです。世界一の長寿を誇る国の食事という理由で、ヘルシー・フードとして人気が高まっているからです。

しかし、和食が推薦された理由を注意深く見てみますと、けっして「米食中心」を善きことする文言は見当たりません。「新鮮な旬の食材を活かす調理法」「優れた栄養バランス」「暦に則《のっと》った年中行事との関わり」「盛りつけの季節感や見た目の美しさ」などが挙がっているのです。また、魚を生で刺身としていただくような、必要以上に煮炊きをしないことのよさにフォーカスされています。

和食のよさを、今の日本人こそ、見直して再発見する必要がありそうです。

さて、この太閤検地によって、お百姓は耕作権を保証された代わりに、年貢の負担を義務づけられて、その土地にしばられることになっていきました。そして石高制は、江戸幕府によってさらに普及し、わが国では明治の開国まで、約1200年にわたって、米による税制度と貨幣制度が続くことになるのです。

**食料確保は、「カロリーベース」から「栄養価ベース」に変わるべき**

明治に入り、米は貨幣ではなくなりました。しかし、今の時代も米は特別に保護されています。

これは、総エネルギー量の増加を指標とする「カロリーベースの食糧自給率の向上」を、国策の基本に据えていることと無縁ではありません。国家の人口を増やすためには、「総カロリー量」の増加が必要である、という考えです。

たしかに、東アジアの人口増加は、単位面積あたりの収穫カロリーが高い、「主食（米）」の生産が支えてきました。

しかし、私たち国民一人ひとりが健康で質の高い生活をするためには、栄養価という視点を欠いてはなりません。カロリーベースで数値目標を掲げると、「栄養価は高いがカロリーは低い食品（今の主菜や副菜）」は、政府の保護の対象にならず、単位面積あたりの収穫率が高い主食の生産だけが保護されるという結果になってしまいます。

カロリー供給を重視するために、国民は日常的に主食を十分食べることが推奨されます。そうして、わが国では、水稲の生産保護をはじめ、サトウキビ、砂糖大根など、虫歯と関係の深い炭水化物の生産と消費が盛んになってしまっています。

アジアにおけるⅡ型糖尿病の主要な原因は、白米の過剰摂取です。糖尿病は、歯周病の発症と進行にも大きく影響を及ぼしています。糖尿病が増加すれば、歯周病も増加し、歯の喪失は避けられません。

また、糖質の過剰摂取は、糖尿病だけでなく、さまざまな病気につながっていることが、最近ではわかってきています。

総カロリー量の増加を指標とするカロリーベースの食糧自給率の向上ではなく、健康を守る栄養価ベースの食糧自給率の向上を目指した農業保護政策に、今こそ転換すべきです。これからは国民の健康のために、栄養価ベースで、主菜、副菜を重視する、新しい日本食の創造が必要だと私は考えています。

## 「江戸わずらい」という生活習慣病

さて、糖質の過剰摂取ということで考えますと、江戸時代に精米が普及したことも重要な転換点でした。

白米は、精米をすることで、玄米から種皮・外胚乳・膠質層《こうしつそう》・胚芽《はいが》などをきれいに取り除いたものです。この精米技術が向上する江戸時代以前、人々は玄米か半白米を食べており、白米は上流階級の上澄みの人だけが食べられるものでした。

ご存じのように、精米した白米は、胚芽や膠質層などに含まれるビタミン類がすっかり取り除かれ、炭水化物だけになってしまいます。これでは、カロリー補給の意味しかありません（わずかに食物繊維はありますが）。

炭水化物への偏りと病気について、象徴するエピソードが「江戸わずらい」です。

大名たちが参勤交代で江戸に行くと、体調が悪くなり、地元に戻ると元気になる。それで「江戸わずらい」と呼ばれましたが、この正体は、ビタミン$B_1$不足によって起こる「脚気《かっけ》」だったのです。

大都会である江戸では、上流階級を中心に食べられていた「銀しゃり」が、しだいに庶民の間でも食べられるようになりました。参勤交代で江戸に上る大名にとっては、江戸わずらいも一時のことですが、日ごろから精米した米が食生活の中心であった将軍や武士階級には、本格的な脚気の患者は多かったようです。第13代将軍徳川家定も、脚気が原因で死亡したといわれています。

今でこそ、脚気はビタミン$B_1$不足が原因であり、白ご飯だけでなくおかずをしっかり食べればかかることはない病気だと、一般的に知られています。しかし、この原因がわかるまでは、「手足が痺《しび》れる、体がだるくなる、歩けなくなる、胸が苦しくなって、心臓麻痺を起こしたら死んでしまう奇病」と、恐れられていたわけです。

## 「カロリー防衛」で失敗した日露戦争

主食への偏重は明治時代に入っても続きました。そして脚気という病の原因も特定できず、当時の日本ではコレラと並ぶほどの深刻な病気として恐れられ続けていました。

この脚気が、日露戦争における兵士にも蔓延し、戦況に多大な影響を与えました。

ここで登場してくるのが、「陸軍・森林太郎《もりりんたろう》 VS 海軍・高木兼寛《たかきかねひろ》」のエピソードです。

森林太郎は、医師でもあった作家の森鷗外です。高木兼寛は、慈恵会医科大学の創設者です。

陸軍の医師であった森林太郎は、脚気は細菌感染症であるという立場をとりました。一方、海軍の医師である高木兼寛は、脚気は食料の問題であると見据えました。

そこで海軍では、食事の内容を白米中心の和食ではなく、タンパク質の豊富な洋風に切り替えたのです。これが今もある「海軍カレー」につながっていくのですが、食事の洋風化によって、海軍からは脚気で具合が悪くなる人が激減したのです。

ところが、陸軍では相変わらず白米中心の和食を続け、日露戦争のさなかに、非常に多くの兵士が、脚気が原因、遠因となって亡くなってしまったのです。

あるエピソードによると、ロシア兵は、「日本兵は歩行すら困難な者が多く、ひょろひょろしていてまったく怖くない。突撃になっていない」と言い放って、どんどん攻撃してきたそうです。

戦争のときに米を食べて「カロリー防衛」をしているつもりが、栄養学的にはまったく防衛できていなかった、ということです。

それでもなぜ、白米中心の食事を続けたのか。そこには、「明日死ぬかもしれない兵士に、白い米を食べさせてあげたい」という思いがあったということなのです。最期の晩餐《ばんさん》に白い米を望む日本人は、今でも少なくないでしょう。切ないこと、この上ないエピソードです。

江戸わずらいにしろ、森林太郎の悲劇にしろ、この時代の食事内容をくり返すのは、やはり歴史を知らないということになります。この時代の「脚気」という病気は、現代でいえば、「糖尿病」や「歯周病」に置きかえられると考えてください。白米偏重を修正するだけで、だいぶよくなってしまうのです。

もし、最新の栄養学的視点で考えずに、「古き良き伝統の和食」を唱えるのであれば、明治時代や江戸時代、鎌倉時代は飛び越えて、古墳時代、卑弥呼《ひみこ》の時代あたりまで、一気に遡ったほうがましなのかもしれません。

## 大正時代の都会で「子どもに虫歯、きっかいなり！」

さて、穀物由来と思われる成人の虫歯は、縄文時代にもあったと述べましたが、子どもに虫歯が発症するようになったのは、明治、大正時代以降のことです。

岩手で発行されていた『岩手日報』という新聞の大正６年発行の紙面に、当時の子どもの健康調査についての記事が掲載されていました。

その記事のタイトルは「きっかいなり！」で始まります。

学童検診をしたところ、盛岡市の師範学校附属小学校の児童にだけ虫歯があると載っています。一方、クラミジアの眼への感染症であるトラコーマは、師範学校附属小学校には少なく、村の小学校に多いことが報告されています。当時、虫歯は都会の子どもの一部に見られましたが、農村には虫歯になる子どもはほとんどいませんでした。虫歯は当時、あくまで都会の子どもの風土病のようなとらえられ方だったのです。

ですから、眼と歯の２つの病気が別々の地域で流行していることへの驚きが、この「きっかいなり！」というタイトルに表現されていたというわけです。

これほど珍しかった子どもの虫歯ですが、戦後の「ギブ・ミー・チョコレート」の時代を経て、高度経済成長の時代になると、「虫歯といえば子どもの病気」という認識に変わっていきました。つまり、砂糖由来の虫歯が増大した、ということです。

その後、１９７５年ごろを境に、子どもの虫歯が減少に転じた理由は、砂糖由来の虫歯に関する啓発活動やフッ素の普及など、さまざまな活動が功を奏したからです。「食後や甘いものを食べたあとは、歯みがきをしましょう」ということが、幼いころから教育されるようになり、さらに虫歯になりにくい甘味料なども普及しました。

こうした中で、今現在では、口腔内の問題は、ふたたび「大人の虫歯と歯周病」にシフトしています。日本人の人口は減少し始めましたが、日本人の寿命が延び、高齢になっても歯を残すようになったので、日本人の歯の総本数は、１９５７年の１・５倍に増えているというデータがあります（厚生労働省歯科疾患実態調査より、国立保健医療科学院・安藤雄一先生が算出）。

私の父は１９２３年生まれの92歳ですが、元気にゴルフを楽しんでいます。しかし、仙台の牛タンを食べることはできません。会社勤めのときに歯の大切さを学ばなかったことをいまだに残念に思っています。その世代のサラリーマンの定年は、55歳が普通でした。歯に関しては、60歳を過ぎたら総入れ歯、という状況があたりまえ。現在は８０２０《ハチマルニイマル》運動などに見られるように、80歳で20本の歯を残すことが目標とされ、そしてそれが可能な時代になっています。

歯が残ること自体は善きことですが、それは同時に、処置していない、見えない虫歯や歯周病を抱えるリスクが増えているということでもあります。それらは口腔内細菌の温床であり、高血圧や認知症など、全身の病のリスクを上げてしまうことにつながります。

極端なことをいえば、せっかく長生きをして、歯を残しているのに、晩年が体調不良では、長寿の喜びが半減してしまいます。健康寿命を延ばすためには、残った歯から細菌を血管に入れないように、歯の健康を維持していく必要があるのです。

歯科疾患実態調査の２０１１年度版を見ますと、１日何回歯をみがきますかという問いに、3回と答える人が25％、平均では１日2回はみがいています。１９６９年当時は、１日３回みがく人はわずか１・８％でした。１回もみがかないという人が８・１％もいたことを考えると、口腔衛生に対する国民の意識はとても高まっている、ということがいえます。

ですから、これをさらに一歩進めて、全身の健康という視点で口の中をきれいにすることととらえていただければ、大人を悩ますさまざまな病気に「戦わずして勝つ」ということが可能になるのです。

# 第4章　炎症を起こさないための食事とは

## 精製食品のメリットとデメリット

「江戸わずらい」や「森林太郎の悲劇」の教訓から、現代では多様な栄養素をバランスよくとることが推奨されています。太古からの五穀豊穣を尊ぶ歴史を振り返るように、健康志向の方の間では「五穀米」や「雑穀ご飯」が人気のようです。未精製の玄米食、胚芽米、全粒粉のパンを選ぶ人も増えています。

もちろん、精製することは必ずしも悪いことではありません。植物は大なり小なりの毒を持っており、その毒は、胚芽などの栄養価が高いところに含まれています。植物によっては、表皮や胚芽にヒ素やシアンなどの有害成分を含むこともありますから、これらを除去して安全に食べるという意味では、精製された食品のメリットはあります。

では、こうした相反する部分をどう克服していけばよいのでしょうか。

私たちができることは、「食品の多様性を保つ」ということ。つまり、できるだけ偏らないように食品を食べることだと思います。食品の多様性を保つことは、「多様な栄養素をとる」ということと、「食品の害のリスクを分散する」という、2つのメリットがあるからです。

## 日本人の主食の概念を変える

厚生労働省の「健康日本21」では、1日30品目の食品をとることを推奨しています。これは、食品多様性をうながす啓発として有効であると思います。

しかしながら、まだ変えていかなくてはならない面があるといえるでしょう。

それが、日本人の「主食」の概念です。

「日本人の食事摂取基準」（厚生労働省）の数値をもとに作られている「食事バランスガイド」の逆ピラミッド型の図をご覧ください（図4－1－1）。その逆ピラミッドの上部に、糖質が「主食」という地位で鎮座しています。この図を見た人は、主食が必ず必要であるという印象を持つでしょう。

次に、「日本人の食事摂取基準」において栄養素の摂取基準が示されている箇所に目を移すと、タンパク質やビタミンなどは、1日の必要量の目安が表示されています。ところが、糖質には特に、必要量などは明記されていません。

主食なのに、必要量が記されていない。その理由は、本当は外から摂取する必要はないからです。必須脂肪酸や必須アミノ酸は、体内で合成できませんから、一定量を食品から摂取する必要があります。しかしながら、グルコース（糖質）は、肝臓で合成できる成分ですの

### 図4－1－1　食事バランスガイドによるコマの絵

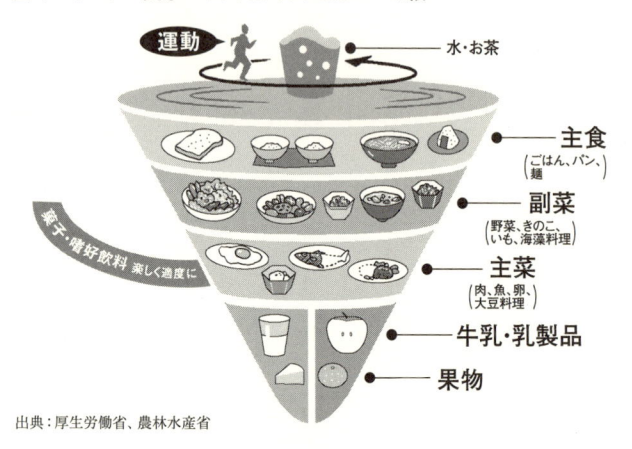

出典：厚生労働省、農林水産省

### 図4－1－2　食事摂取基準で策定した栄養素と設定した指標

| 栄養素 | | | 推定平均必要量(EAR) | 推奨量(RDA) | 目安量(AI) | 耐容上限量(UL) | 目標量(DG) |
|---|---|---|---|---|---|---|---|
| たんぱく質 | | | ○ | ○ | − | − | − |
| 脂質 | | 脂質 | − | − | − | − | ○ |
| | | 飽和脂肪酸 | − | − | − | − | ○ |
| | | n-6系脂肪酸 | − | − | ○ | − | ○ |
| | | n-3系脂肪酸 | − | − | ○ | − | ○ |
| | | コレステロール | − | − | − | − | ○ |
| 炭水化物 | | 炭水化物 | − | − | − | − | ○ |
| | | 食物繊維 | − | − | − | − | ○ |
| ビタミン | 脂溶性 | ビタミンA | ○ | ○ | − | ○ | − |
| | | ビタミンD | − | − | ○ | ○ | − |
| | | ビタミンE | − | − | ○ | ○ | − |
| | | ビタミンK | − | − | ○ | − | − |
| | 水溶性 | ビタミン$B_1$ | ○ | ○ | − | − | − |
| | | ビタミン$B_2$ | ○ | ○ | − | − | − |
| | | ナイアシン | ○ | ○ | − | ○ | − |
| | | ビタミン$B_6$ | ○ | ○ | − | ○ | − |
| | | ビタミン$B_{12}$ | ○ | ○ | − | − | − |
| | | 葉酸 | ○ | ○ | − | ○[2] | − |
| | | パントテン酸 | − | − | ○ | − | − |
| | | ビオチン | − | − | ○ | − | − |
| | | ビタミンC | ○ | ○ | − | − | − |

出典：厚生労働省

で、あえてとる必要もない、ということです。

よく、「ブドウ糖（グルコース）は脳の唯一のエネルギー源だから、糖質は必ずとらなくてはならない」とお聞きになったこともあると思いますが、残念ながらそれは本当ではありません。糖は体内で作り出すことができ、また脂肪由来のケトン体もエネルギー源として使うことができますから、ブドウ糖をあえて摂取する必要はないのです。

## 栄養学・桶の理論――必須アミノ酸の摂取バランス

とはいえ、米や砂糖をまったく食べないという生活も、現実的ではない方が多いかもしれません。摂取するのであれば、なるべく精製していないものを選び、また、糖質で汚れた口の中をきちんとケアする心がけがあれば、お米や砂糖も、食を楽しむための嗜好品《しこうひん》としてよいものだと思います。

もちろん、栄養学の視点から見ると、糖質の過剰摂取はやはり気になります。糖質自体のとりすぎもそうですし、糖質ばかりをとることによって、糖質以外の必要な栄養素が足りなくなってしまうことも問題だからです。

摂取すべき栄養のバランスについて考える際、栄養学では「桶《おけ》の理論」と呼ばれているも

図4-2　必須アミノ酸はすべてが必要（「桶の理論」）
（一つでも足りないとタンパク質が合成できない）

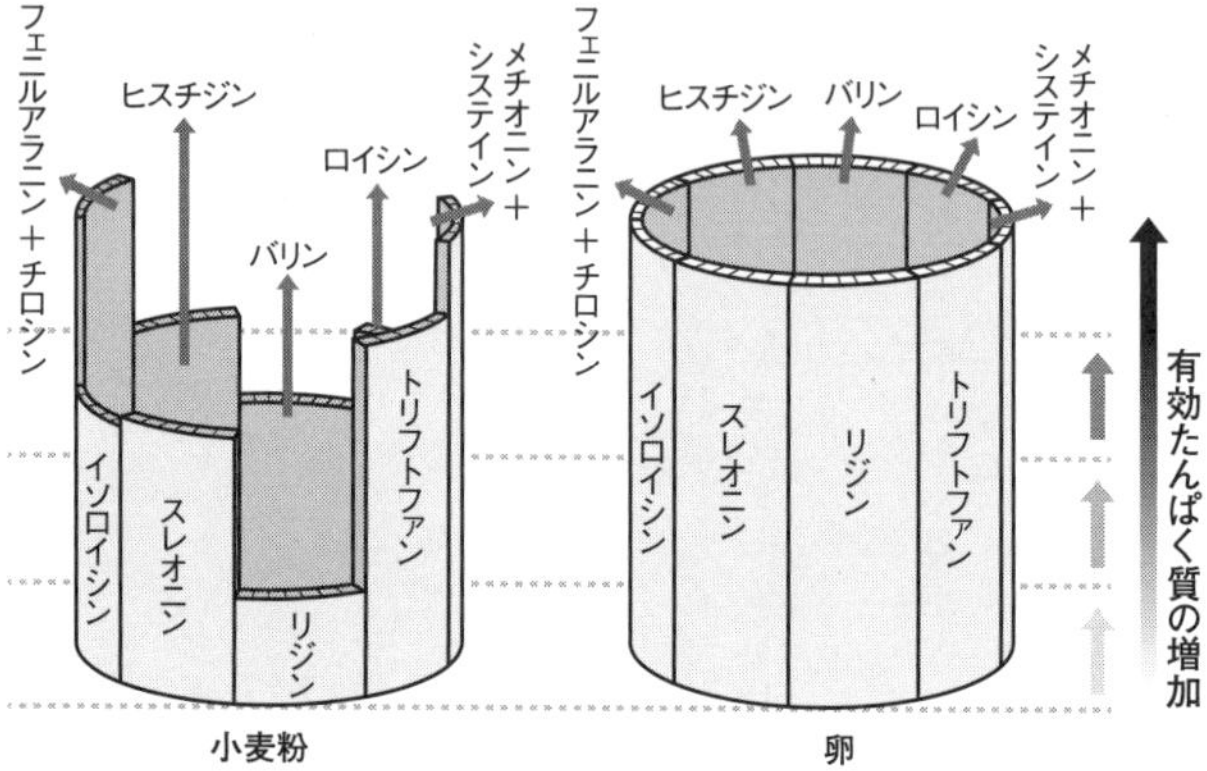


のがあります（図4－2）。これは、アミノ酸バランスの大切さについて伝える際によく出される図です。

アミノ酸とは、タンパク質の構成要素となっているものです。タンパク質をこれ以上小さくならないところまで低分子化するとアミノ酸になりますが、9種類の必須アミノ酸（人間の細胞を作るアミノ酸は20種類です。そのうち9種類が食べ物からとらなければならない必須アミノ酸です）をバランスよくとることが必要といわれています。なぜなら、一つのアミノ酸は、他のアミノ酸や、ビタミンやミネラルなどの他の栄養素と複雑に組み合わさって働くため、その一つのアミノ酸が不足してしまうと、体内でうまく働かなくな

**図4－3　小麦と米の必須アミノ酸の組成**

主食の米・パンはリジンが不足している。

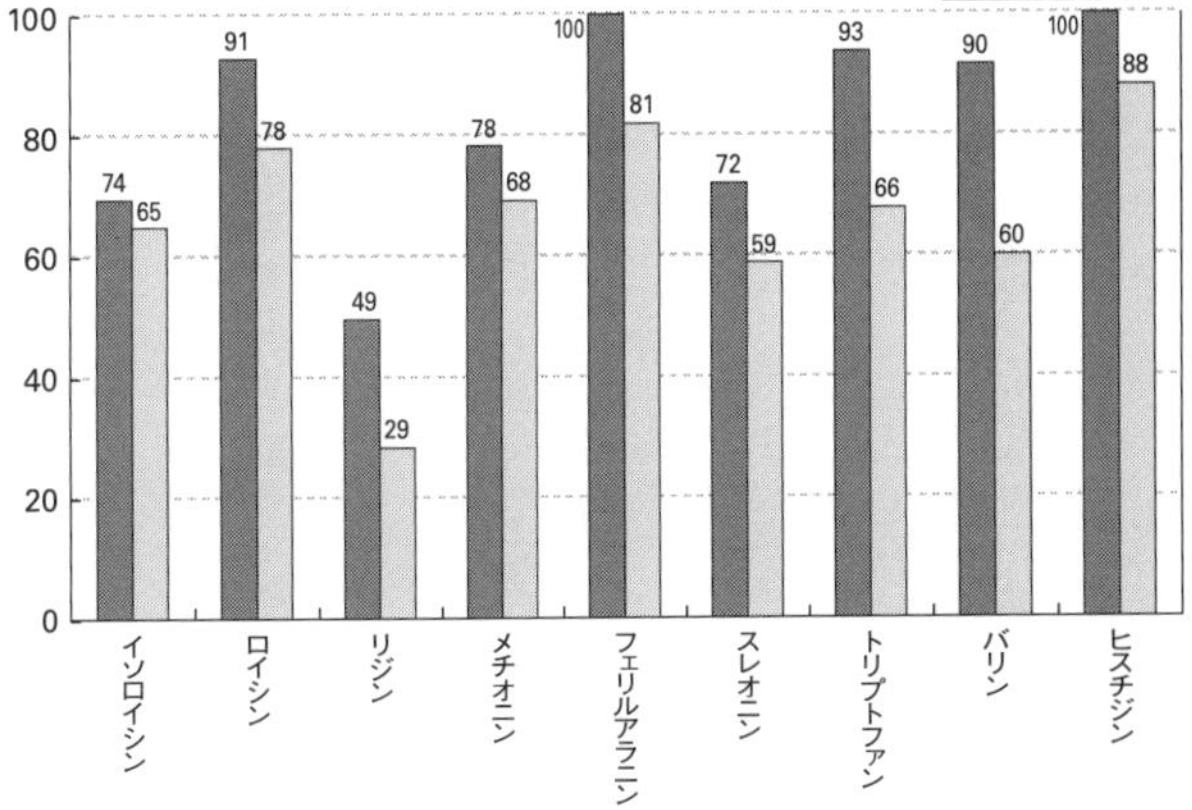


出典：日本食品標準成分表準拠　アミノ酸成分表2010（文部科学省）

るからです。

その際に表されるのが、桶の図です。桶とは木の桶のことで、側面の板の1枚が、1つのアミノ酸にたとえられています。アミノ酸が1つでも少ない場合、他のアミノ酸もその少ないアミノ酸に応じた量しか働かない、という考え方です。

1種類でも不足してしまうと、他のアミノ酸も使われずに排出してしまいますし、アミノ酸と一緒に働く他のビタミンやミネラルの一部も排出されるといわれています。

先ほども書きましたように、20種類のアミノ酸は、体内で合成されないために食事でとる必要のある9種類の必須アミノ酸と、体内で合成される11種類の非必須アミノ酸に分かれますが、必須アミノ酸が排出されて欠乏してしまわないように、全体の底上げをしていかなくてはならない、ということになります。

## 今世紀最大の発見といわれる「オメガ3系」の力

アミノ酸と同様に、脂肪酸の摂取も大切です。脂肪酸は脳や血管など、脂質で作られている臓器の構成要素として必要不可欠です。

血管の健康を保つために、とくに大切な必須脂肪酸が「オメガ3脂肪酸」です。この脂肪酸は、血管の劣化を防ぐ細胞膜を構成している成分ですので、細菌が血管に侵入したとしても、血管にプラークが形成されるのを防ぐ働きをしてくれます。

オメガ3脂肪酸がこうした働きをしていることについては、栄養学では今世紀最大の発見といわれています。

また、オメガ3脂肪酸には炎症を抑える働きがあり、血管の健康だけでなく、歯周病自体も改善してくれます。抗炎症反応を持つ脂肪酸なのです。

ですから、歯をきれいにクリーニングして、オメガ3脂肪酸をきちんと摂取していれば、慢性炎症は治まりやすくなります。歯周病もよくなります。

オメガ3脂肪酸は、熱に弱く、現在の食生活では不足気味です。アジやサバ、イワシなどの青身魚に多く含まれています。ぜひ積極的に魚を食べるようにしてください。また、シソ油、エゴマ油、アマニ油などもオメガ3系のオイルです。歯周病予防にぜひ役立ててください。

これとは反対に、「オメガ6脂肪酸」は、炎症反応のある必須脂肪酸です。オメガ6脂肪酸の中には、これまで健康によいとされてきたリノール酸が含まれますが、リノール酸は現在の食生活では、とりすぎの傾向にあります。なたね油やべにばな油、サラダ油、コーン油などが、オメガ6系のオイルです。

### 「必須」以外のアミノ酸や脂肪酸も必要

さて、必須アミノ酸や必須脂肪酸は、人間の体内で合成されませんが、糖質は人間の体内で作ることができます。ですから、糖質には先ほどのような「桶の理論」はありません。

普段糖質をとっている人が糖質をとらないと、とてもお腹がすくように感じますから、糖質が足りていない、ということがわかりやすいものです。

しかし、タンパク質や脂肪、ビタミン、ミネラルは、欠乏症として表れるまで、不足しているかどうかを感じられません。ですから、厚生労働省の資料でも、摂取推奨量が記されています。とらなくても差し支えない糖質に関しては、推奨量は示されていないので、躍起になってとる必要はありません。

必須アミノ酸と必須脂肪酸、そして、体内で合成できないミネラルは、積極的にとる必要があるでしょう。

ただし、体内で合成できるアミノ酸は食品でとらなくてもいいかといえば、そうではありません。体内で作られるとしても、食品からもとる必要があります。糖質以外の栄養素に関しては、体内で作られないものは過剰にとり、体内で作られるものはとらない、という考え方はＮＧです。

とることを推奨される成分や栄養素は、その時点で不足しがちという理由があって勧められます。しかしそれが、推奨されない栄養素が不要ということを意味するわけではありません。

先ほどの脂肪酸の話でも、「オメガ3脂肪酸」は増やしたいものですが、同時に「オメガ6脂肪酸」も細胞膜を作っている成分ですから、まったくゼロではいけません。そのためには、やはり食品多様性が重要になってくるのです。

いずれにしろ、必須アミノ酸と必須脂肪酸を摂取することが先決ですから、これらをきちんと食べようと思ったら、それほど炭水化物ばかりをとっている余裕はなくなるはずです。

## 人は歯を失うにつれて食品多様性を失う

つまりは、「食品多様性を維持することが大切」という知識が必要なのですが、それだけがあってもだめで、やはりそこには「丈夫な歯」が必要です。なぜなら、歯が悪くなるにつれて、これが食べられない、あれが食べられないと、食べられないものが増えるからです。

歯が悪くなると、仕方なく「少数の食べやすい食材から栄養をとろう」ということになりますが、それではバランスが崩れてしまいます（図４－４）。

また、ほとんど噛めないくらい歯の悪い人の栄養摂取状況を見ますと、ビタミンCが著しく低くなっています。これは、食べ物を噛まなくても飲み込めるようにするために、加熱してドロドロにするからです。こうした加工過程で、ビタミンは熱で破壊されて摂取できなくなってしまいます。

繊維質も、噛まなくては摂取できません。お粥《かゆ》やパンは、歯がなくても食べやすいですので、かろうじてカロリー防衛だけはできます。

歯がぐらぐらしていたり健康でないと、食品多様性が保たれない。食品多様性がないと、多因子によって起こる生活習慣病に対応できない。

多因子のリスクには、多因子で迎え撃たなくてはならない、ということを理解してほしいと思います。

歯が悪いからビタミンがとれないというなら、マルチビタミンのサプリメントに頼ることもやむを得ないでしょう。ただし健康な人は、サプリメントではなく、できるだけ日常的な食事の中で多様な食品をとることを心がけて、ビタミン・ミネラルもとってほしいと思います。濃縮された栄養素では、他とのバランスが崩れる「とりすぎの害」が、必ず起きてくるからです。

### グルコース・スパイクと生活習慣病、虫歯

甘い食べ物を減らし、またアミノ酸や脂肪酸を含むタンパク質や脂質を積極的に摂取しながら、口腔環境をきれいに保つことの大切さは、よくおわかりいただけたかと思います。

ですから、炭水化物ばかりをとる生活は好ましくはないのですが、炭水化物の中に含まれる食物繊維は、積極的にとるほうがよいという説もあります。なぜなら、食物繊維は細菌と

図4－4　歯の本数と栄養摂取量の関係

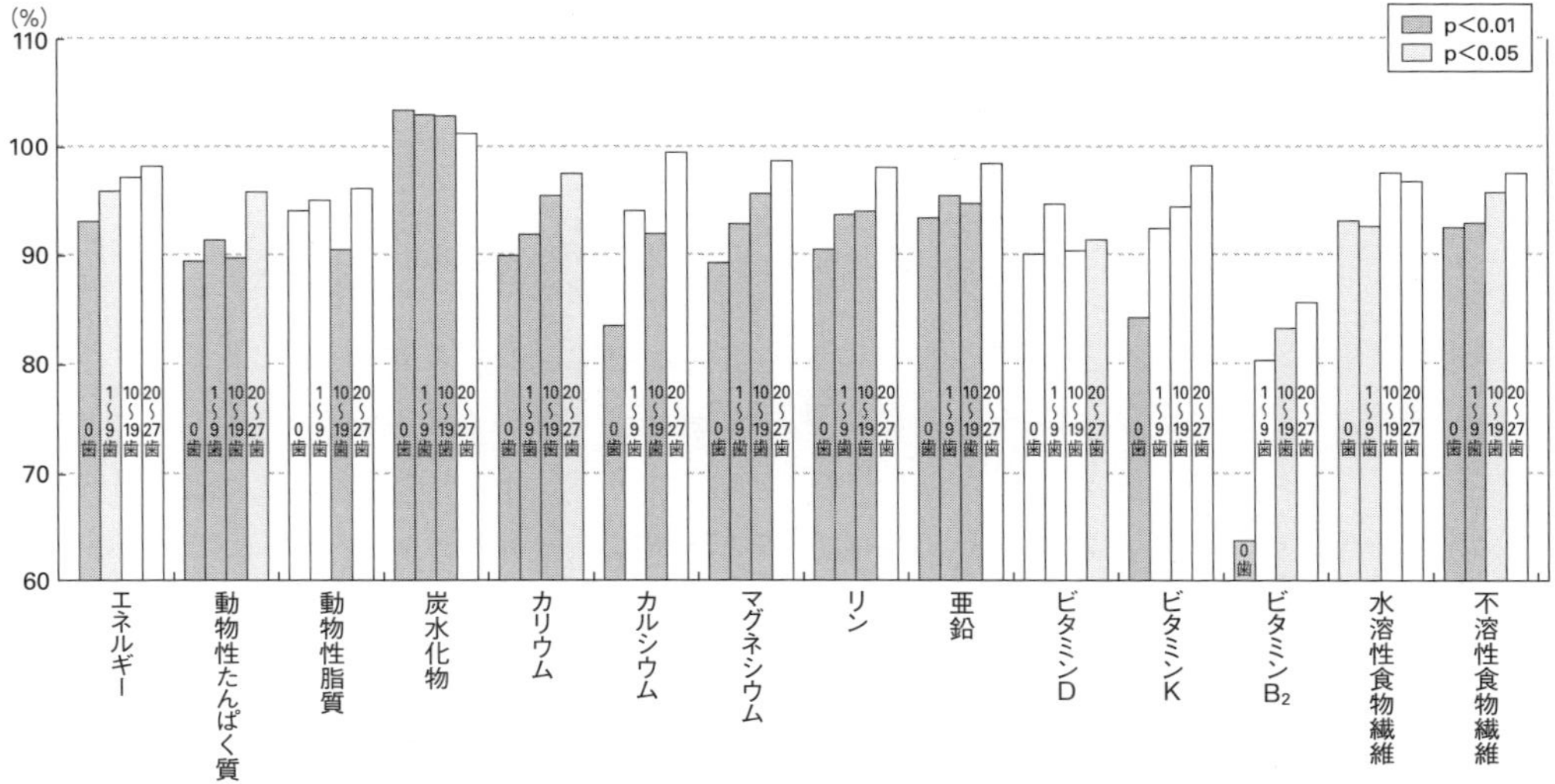


グラフ縦軸は、各種要因（義歯の使用、性、年齢、喫煙、職業分類、エネルギー摂取量、補助・強化食品摂取の有無）を調整した平均値（「28歯以上」群を100%として算出）

出典：国民健康・栄養調査（H16個票データ）による検討（国立保険医療科学院 安藤雄一先生提供）

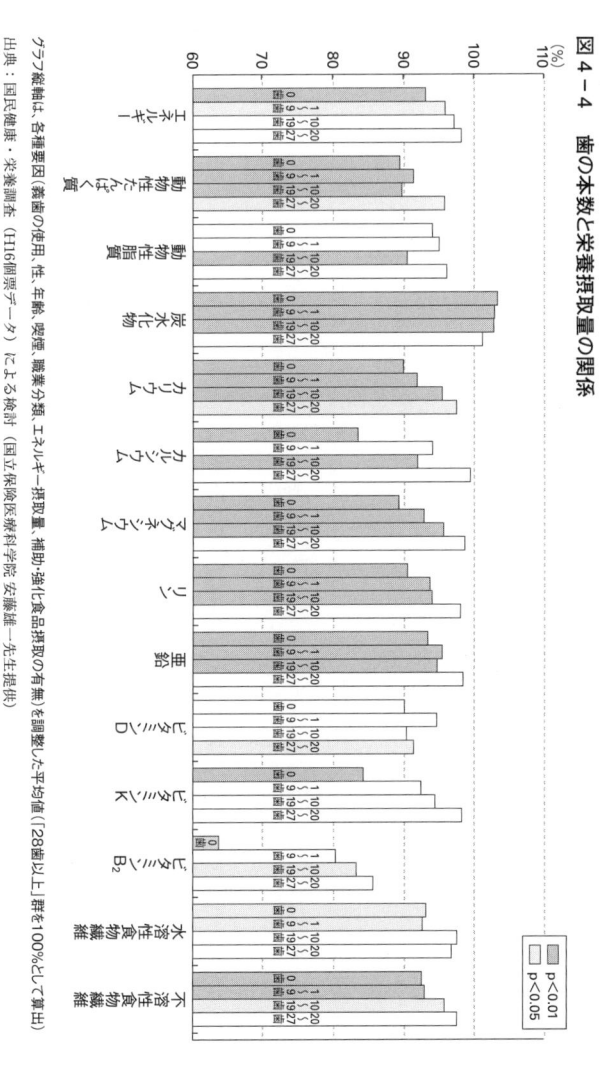

密接に関係しており、積極的にとることで、腸内の善玉菌（発酵菌）を増やすことができると考えられているからです。

したがって、炭水化物をとるのであれば、食物繊維が多く含まれていてGI値の低いものを選び、砂糖や白ご飯などはなるべく避ける、ということが大切になります。

白ご飯は、素早く消化されて十二指腸と空腸ですべて吸収されます。したがって、急激な血糖値の上昇が起きます。すると体はたくさんのインスリンを分泌し、そこで血糖値が下がります。

このとき、急に眠たくなったり、集中力が削《そ》がれたりする状態に陥りやすくなります。ランチのあとに眠くてたまらないという人は、昼食に丼物やラーメンなど、糖質に偏った食事をしていないか振り返ってみてください。

この血糖値の急激な変動を「グルコース・スパイク」といいます。

たとえば、「地中海式ダイエット」と呼ばれる食事のとり方にすると、グルコース・スパイクを起こしにくくなります。同じ炭水化物でも、パスタの麺の表面はオリーブオイルに覆われているため、消化器内での糖の吸収が遅くなるという利点があるのです。パンにオリーブオイルをつけて食べる習慣も同様です。

図４－５　虫歯・歯周病（外因性炎症）と内臓脂肪・AGE・ストレス（内因性炎症）

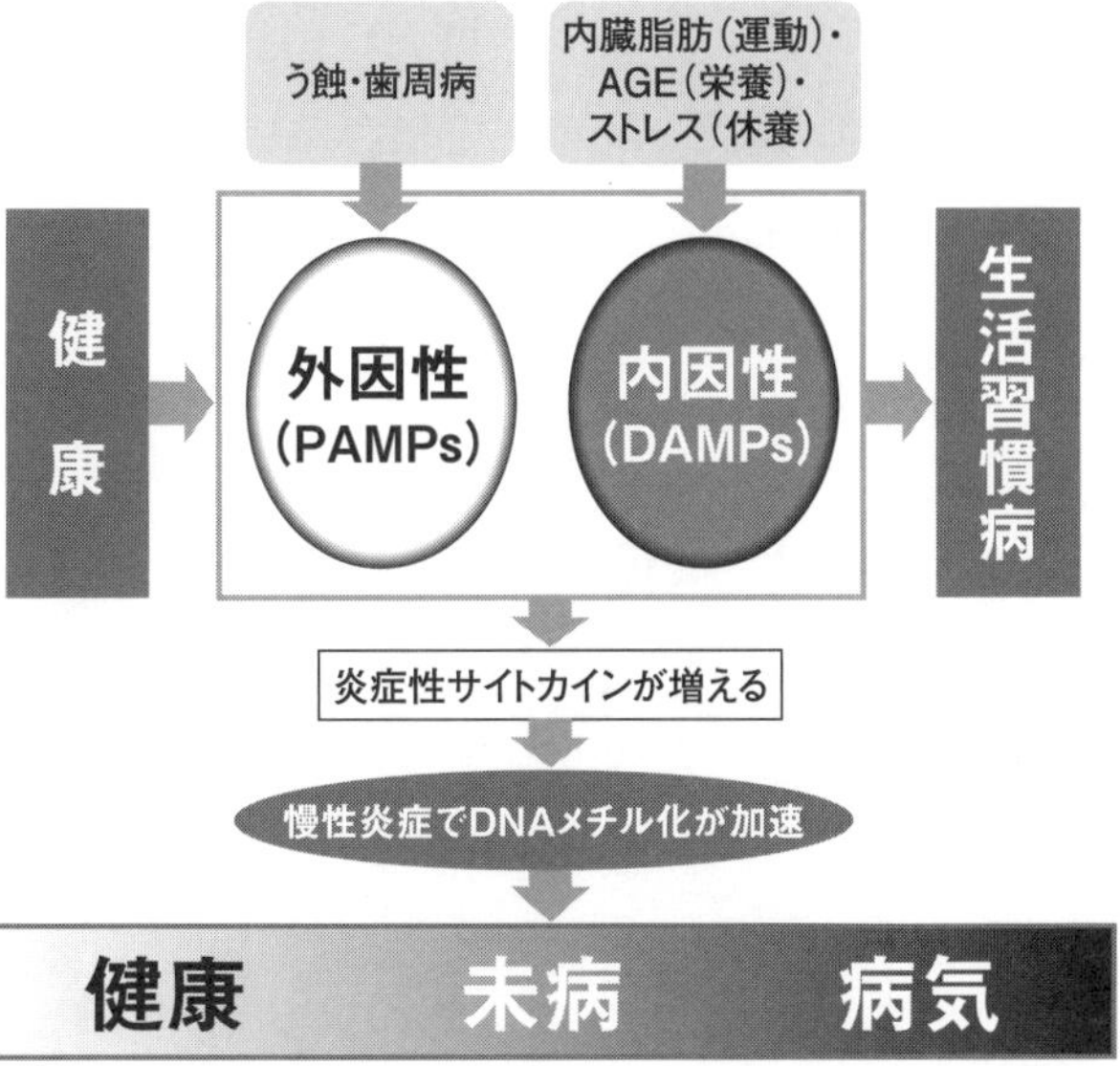


グルコース・スパイクが頻繁に起こるということは、血糖値は乱高下し、高い状態も長く続くことを意味します。そして高血糖の持続時間が長いほど、体の細胞を構成するタンパク質が糖と結びつきやすくなり、体内で「糖化《とうか》」という反応を起こします。

糖化が起きると、体内ではAGEという終末糖化産物が生成されます。このAGEが溜まると、タンパク質が本来の働きをしなくなり、細胞の機能が低下してしまうと考えられています。

またＡＧＥは炎症を引き起こす物質です。ＡＧＥが多いと慢性炎症状態になり、生活習慣病になってしまいます。具体的には糖尿病性の合併症や動脈硬化、アルツハイマー型認知症の原因にもなります。

そしてもちろん、細菌のエサになる糖質が口内に残っていると、菌血症を経由する形で血管の劣化・老化が進むことは第１章・第２章でも見てきたとおりです。

つまり、糖は、「血糖値を上げる」というルートと、「菌血症」というルートの両方から、生活習慣病のリスクを押し上げていくことになります。

要するに、子どものころから虫歯ができやすいような食事を続けている人は、大人になると糖尿病などの生活習慣病にもかかりやすくなってしまう、ということです。

## 自分のエサだけでなく発酵菌のエサも用意

さて、食物繊維が多く含まれていてＧＩ値の低い食べ物をとることが、腸内の発酵菌を増やすためにもよいと書きましたが、エビデンスとして出ているのが、レタスです。オーストラリアでおこなわれた調査では、レタスを食べない人は、レタスを食べる人と比べて、その約４倍も歯を失いやすいというデータがあります。

これはオーストラリアでの調査ですので、レタスとなっていますが、日本であれば、キャベツでも同様の結果が出ると思います。

レタスはさほど栄養価の高い食品であるとはみなされていないようですが、なぜ推奨されているのでしょうか。

ここで必要な視点は、「腸内の発酵菌のエサ」をきちんととる、という視点です。

先ほどは、アミノ酸を十分にとるようにと勧めましたが、それはあくまで「人間のエサ」としてです。おいしい糖質も「人間が好むエサ」です。ここで欠けているのが、口腔内や腸内で育てたい善玉菌や発酵菌のエサの供給です。

食物繊維は基本的に発酵菌のエサです。しかしながら炭水化物のうち、精製された砂糖や白米、パンばかりを食べていると、これらの糖質を「人間」がぜんぶ吸収してしまいます。消化吸収がよすぎて、空腸や回腸ですべて吸収されてしまい、大腸まで届かないのです。

食物繊維であれば「人間」が吸収できずに大腸まで運ばれ、細菌が分解して発酵できます。細菌のエサになることができるのです。

人は常在菌をお腹の中で飼育しているわけですから、「自分」は吸収せずに細菌にあげることができる食物繊維をとったほうがよいと考えられます。

こうした発酵菌のエサになるものをプレバイオティクスといいます。一方、乳酸菌のことをプロバイオティクスといいます。オリゴ糖も大腸まで届きますが、結腸までは行きません。イヌリンという多糖体であれば、結腸まで届きます。イヌリンは菊芋やごぼう、ニラなどに含まれています。

白米やパンは、吸収がよすぎて人間が独占してしまいます。大腸、しかも結腸まで残り物が届くような食べ物もとったほうがよいでしょう。

## これからの歯科医に血圧計は必携

約90年前の、プライス博士の時代における「虫歯を抜いたら元気になった」という実感は、現在では、腫瘍マーカーの値や血圧の値で科学的に実証され、裏づけられるようになっています。

血圧のオーソリティーである大阪の国立循環器病研究センターの岩嶋義雄先生は、２０１３年の日本高血圧学会で、「口腔衛生異常の累積は、高血圧と関連している」と発表されています。それは、みなさんはすでにおわかりのとおり、歯原性菌血症からプラークができて、アテローム性動脈硬化を起こすからです。

２０１１年には、ギリシャのアテネ大学医学部が、「歯周病で菌血症になって、高血圧になる」という論文を発表しました。

歯科医療と血圧との関係は、これほど確かなものになっています。歯科医は血圧計を携帯して治療にあたるべき時代になったといえるでしょう。

しかし、これだけの科学的根拠が出てきているのにもかかわらず、歯科と内科との連携医療のシステムは、まだ出来上がっていません。血圧が高いのならば、血圧降下剤を与えるだけです。

慢性リウマチの治療にあたる医師も、リウマチの原因の一つは歯周病だとすでに学会では明言しています。明言しているのに、その次には、「抗リウマチ薬の投与の仕方」というスライドが表示されます。原因となるリスク因子＝歯周病を除くことを考えてはくれないのです。

医学部は、それぞれの専門領域でとてもレベルの高い研究をしているにもかかわらず、治療は「投薬」で終わりです。一般の人が、「医療が進歩すれば、今治らない病気も、いずれは治るようになる」と夢見ているとしたら、がっかりしてしまうでしょう。

歯科と内科が分断されたままでは、根本治療にはならない。原因が歯周病だったら、歯周病の治療をしない限り、一生血圧降下剤を飲み続けるしかありません。糖尿病しかり、腎臓病しかり、リウマチしかりです。

### ジェネラリストが求められる時代

人間を診るとき、現在の病院の診療科目別に分けてとらえても、病気は治療できない時代になってきたと思います。「血管が悪いなら、循環器系ですね」となりますが、循環器系といっても、診るのは大きな血管だけです。実際には、目に見えない末端の血管まであり、それは全身の問題です。

診療科目によって、医師の専門性が細分化されているおかげで、たとえていうと、「右手が痛い」という患者さんに「私は左手専門の医者なので」と返すようなものです。

一つの専門領域で、最先端の情報と技術を駆使するスペシャリストとしての医師が存在することは、素晴らしいことです。一般に取り上げられる医療の話題も、「神の手」を持つ医師や「カリスマ外科医」などに目が行きがちです。

しかし同時に、領域を横断した広い視点で治療をおこなう総合専門医、ジェネラリストとしての医師の必要性も、これからはもっとクローズアップされていくべきだと思います。

感染症を克服していなかった時代、医者は輝いていました。原因である特定の病原菌を突き止め、それを取り除く治療を確立することで、病に勝てたからです。しかし、生活習慣病の時代になり、病気の原因は、「栄養、運動、休養、ストレス、タバコ、喫煙、飲酒、歯の健康……」となりました。これらの病気の原因には、多様なアプローチをしていかない限り、投薬だけでは治らないのです。病気の原因を除去せず、病気が重症化するのを待って、「神の手」で素晴らしい手術をすることに、疑問を感じている人は多いと思います。

また、厄介なのは、治りはしないけれど、すぐに命を落とすわけでもない、という、慢性的な病気の患者が増えると、病院側は診察をしたり対症療法的に薬を出したりすることで、経営が成り立ってしまうことです。

こうした土壌から、製薬会社と医師によるデータ捏造《ねつぞう》のスキャンダルも生じてしまったのでしょう。であれば、次は再生医療だ、と意気込んで、ｉＰＳ細胞に希望を見いだせるでしょうか。私の研究室でも准教授の野村義明《のむらよしあき》先生がｉＰＳ細胞の研究はしています。歯根膜つきのインプラントを作製するためです。しかしながら、生活習慣病の治療にすぐに役立てるという展望は、いまだにほとんどないと考えるべきでしょう。

## 原因療法を確実にクリアしていく医療へ

これからの医療は、健康な人が病気にスイッチするところを、どうやって止めるかという部分に携わっていくべきだと考えます。厚生労働省が提示している「6つのリスク因子」を確実にクリアしていくことです。

私も「健康日本21」の計画策定の委員会には歯科の委員として参加しました。そこでは歯科研究者として得た知見から、予防のためのメッセージを込めることができました。

しかし、厚生労働省が国民の健康を考えて、「ベストな予防はこれだ」というメッセージを発信しても、食品や嗜好品については、医療の面からだけでなく、栽培や生産のところから考えていかなくてはならない問題が多いのです。具体的にいえば、私が「砂糖はよくない」と発言すれば、生産農家やお菓子のメーカーは困ってしまいます。

念のためにいいますと、私は砂糖の存在自体を否定したいわけではありません。砂糖は、保存可能なエネルギー源としては、最高なのです。なぜなら、変質しない。実験室にも砂糖（スクロース）がありますが、10年前の砂糖が、そのまま試薬で使えます。純粋に精製した砂糖であれば、1000年くらいはもつかもしれないといわれます。

もし、大きな災害などが起きて食料がなく、エネルギーが足りなくなったときには、砂糖で生き延びなくてはならないのです。しかし、日常的にとりすぎることは、健康を損ねることにつながるといいたいのです。

## 多様な農作物を栽培し、共生する「生物多様性」へ

第3章でも述べましたが、日本は稲作に偏った農業を続けてきたことで、私たちが食べる食品の多様性が失われてしまいました。それは私たち人間の食料の問題だけではありません。本来は家畜の飼料にも食品多様性が保たれているべきなのですが、現在はそれも失われています。

動物の飼料も、より自然なものであればあるほど、その肉の質もよいといわれます。ただ早く太らせることを目的とした、偏ったエサを食べた家畜の肉は、やはり栄養面での質が落ちてしまいます。また、放し飼いの牛といっても、同じ種類の草しか食べていないのでは、飼料の食品多様性が保たれているとは言い難いでしょう。

その点、魚は天然ものが多いですから、さまざまなプランクトンなど、海の中の多様な生き物を食べて育っていることから、人間にとっても質のよいタンパク質になっていると考えられます。

それでは、健康面と産業面が対立する、その構図はどうにもならないと諦めるべきでしょうか。

これを省庁間の小競《こぜ》り合いにするのではなく、政府全体として、日本という国を守るためにどうしたらいいかという視点で見ると、やはり産業は守っていかなくてはならないでしょう。

食品多様性を保とうとするのであれば、農作物の栽培から考えていかなくてはならないはずです。米の生産を重視することで、「カロリー防衛」をしているつもりが、栄養の偏りや口腔内不衛生によって、生活習慣病が増えてしまっては、長生きはできても健康ではなくなる、ということになってしまいます。

それは、持続可能な地球のための生物多様性とも関係してきます。

「持続可能な地球環境をつくる」というとき、一般には廃棄物の問題や資源エネルギー確保などの問題を中心とした環境問題として語られます。もちろん、それは重要です。ただし、ドライな話になりますが、そもそもは地球全体の人口が増えすぎてしまったことに問題があるのは明らかです。

日本は少子化による人口減を憂えていますが、この日本列島に1億3000万人が生活するのは、マキシマムです。

人間は、穀物を食べて繁殖しすぎたのです。穀物や植物は、基本的に草食動物の食料です。この地球上で、百獣の王の、さらに上の地位に人間はいるわけです。そのピラミッドの頂点に君臨する王ならば、動物が食べるべきエサまで横取りして、人間ばかりが繁殖することは、やはり抑制しなくてはならないでしょう。

７００～５００万年前に人類の祖先が誕生し、森林を出て広大な草原（サバンナ）を二足歩行し始めたときから、人間の食事の基本は肉食だったのかもしれません。人間は生の米を食べることはできないからです。しかし、マンモスやナウマン象が絶滅し、食べる肉が減ったため、人間は土器を発明して、本来は草食動物のエサだった穀物を煮炊きして生き延びたと考えられます。

多様な農作物を作ることが、地球に多様な植物を維持することにつながり、それが生物多様性を維持することにつながります。その視点は、地球を持続可能にしていくことであり、それを見据えたなら、もうこれ以上地球の森林を侵食してはいけないということでもあります。

日本国内に限れば、多様性のある食品を自給できる国づくりを目指すことが大切なのではないでしょうか。米だけを確保する「カロリー防衛」という考えから脱して、多様な作物から多様な栄養をとるための農業を考えていく。そのときに、人間だけではなく、他の動物たちのエサも必要であることを見落としてはならないと思います。

もし食糧危機に陥ったら、動物を殺して人間が生き延びさせてもらう。さらに困窮したら、動物のエサを人間がいただいて生き延びさせてもらう。こうした循環やリスク管理をした上で、人類は何を栽培して、何を食べて生きていくかを見通していかなくてはならないでしょう。

本来は動物のエサとなる穀物にまで手を出し、食物連鎖の下位にいる動物から奪って、摂取カロリーを最大化することで、人類はマキシマムの限界を越えて人口を増やしてしまいました。人口が多すぎるということが根本要因で、エネルギーや食料の争奪戦が避けられなくなっています。現在も世界各地で紛争が起きています。それらは宗教や文明の衝突と見られている紛争もありますが、その根底には、奪い合いから起こる貧困問題、持つものと持たざるものの格差の問題があるのだと思います。人間が人間を殺して生き延びるような未来をつくってはいけません。

私たち人類は、節度を守って生きること、何をどう食べて生きるかということを通して、もう一度、持続可能な地球環境をどうつくっていくかということを真剣に考えなくてはならない時期に来ていると思います。

# 第5章　新・口腔ケア入門

## お釈迦様の時代からの習慣

さて、最終章となる本章では、歯原性菌血症を予防するために、どのような口腔ケアをおこなえばよいかということ、そして生活習慣病の予防にアプローチする歯科医療のあり方について述べていきたいと思います。

先にも述べたように、加熱した食品を食べるようになってから、人類は虫歯のリスクを背負うことになりました。火を通し、食べ物が低分子化したことが原因で、口腔内細菌は増えます。食べ物に火を通さない動物であれば、口腔内で食べ物の分子は比較的大きいままですから、細菌もエサとして取り込みにくいので、増殖しません。したがって、歯はあまり汚れないということになります。

人類も、加熱したおいしい食べ物を食べる以前は、歯みがきの必要性はなかったのです。では、歯をみがくということの大切さは、いつごろから認識されていたのでしょうか。

古代インドの仏教の逸話の中には、ニームという木で歯をみがいていたという話が残っています。ニームは古代インド医学・アーユルヴェーダでも用いられてきた、殺菌性のある木です。インドの雑貨店では、現在もニームの小枝が売られていて、枝の先をほぐして歯の汚れをこそぎ落とすように歯みがきをしている人々の姿があるそうです。

お釈迦様の時代には、現代のような科学的根拠はなくとも、何らかの経験値があり、殺菌作用のあるもので歯をみがくことで、健康寿命を延ばそうとしたことがわかります。

日本においては、宋に留学して仏教を学んだ曹洞宗の道元禅師が、歯みがきや洗面の習慣を広めたともいわれています。『正法眼蔵《しょうぼうげんぞう》』の中に、楊枝《ようじ》の使い方、舌のみがき方や洗面についての記述があります。

## 「歯には４面ある」ことを忘れずにケアする

喜ぶべきことに、日本人の子どもの虫歯は年々減少しています。幼少期からの歯みがきの大切さがしっかり啓発されていること、フッ素が配合された歯みがき剤の普及も大きな要因です。12歳の子どもの平均虫歯数は、20年前と比較して４分の１になりました。

それでも、先に述べたように高齢者の未処置の虫歯の本数は増えていますし、歯周病や歯肉炎を放置している潜在数は多いと思われます。糖質を控えて歯を守ると同時に、普段からの歯みがきをしっかりおこなうことが肝心です。

歯みがきの方法については、歯科医院で正しいブラッシングの指導を受けることが望ましいです。ポイントとしては、「歯には4面ある」ことを忘れないことです。

歯の表と裏だけであれば、毎食、繊維質の多い野菜を30回程度噛むような習慣があれば、じつはそれだけでも歯はきれいになります。

問題は、表と裏ではないほうの、「左右」の面、つまり「歯のすき間」にあたる面です。いくら歯の表と裏をみがいても、左右の側にバイオフィルムを作ってしまってはいけません。歯ブラシで歯をみがくよりも、歯間ブラシや糸ようじで歯のすき間を常にきれいにしておくことのほうを心がけることが肝心です。

口腔環境の中でも、舌の奥の白い「舌苔《ぜったい》」もきちんと掃除をしてほしい部分です。

先にも述べたように、粘膜上皮は剥離することで、細菌も一緒に捨てられるのですが、舌はその剥離の頻度が少ないのです。なぜなら、味蕾は味を感じるセンサーですので、つねに敏感でいなくてはなりません。すぐに上皮が剥がれてしまって、1週間で細胞がなくなってしまっては困るので、変化が遅くなっており、剥離には大体1か月くらいかかってしまいます。

したがって、ここにもバイオフィルムが出来上がってしまうことになります。味蕾は非常に高等な器官なのです。ここには舌苔という細菌の塊が、とくに奥のほうに溜まりやすいので、傷つけないようにやさしくブラシで落としていただくとよいでしょう。

さて、歯のすき間をきれいにすることが大事、と書きましたが、じつは歯の間や歯と歯肉の境目の溝などは自力ではみがきにくく、バイオフィルムを十分に取り除くことができません。バイオフィルムは、一部が残ったままだと、そこからまた広がっていく性質があります。ですからまずは、歯科医院でＰＭＴＣ（Professional Mechanical Tooth Cleaning）、つまり専門的な口腔ケアをすることが大切です。こびりついたバイオフィルムを薄くするためには、まずこの処置をする必要があります。

## 菌血症を治療する3ＤＳ除菌外来

しかし、ＰＭＴＣだけでは、菌血症を治療することはできません。ここからは、スリー・ディー・エス（３ＤＳ）除菌という、菌血症に非常に有効な処置を紹介したいと思います。ちなみに、歯医者さんが特別な処置を紹介するとなると、高い治療費を稼ぐためだ、などと警戒される方も多いかもしれません。しかし、ここでの目的は、そうしたものではありません。反対に、現在では診療点数につきにくい予防的処置を、歯科での診療の中心にしたいと考えています。歯の健康を保つには何より、予防的な考え方が必要となってくるからです。

ここでご紹介する「3DS」という方法（ゲーム機の3DSではありません、念のため）は、とても簡単にいいますと、口腔内のバイオフィルムを外来で物理的に取り除いたあとで、毎朝、歯みがきのかわりに、歯形をとって作ったトレイに殺菌消毒薬を塗布して5分間装着する、ということを習慣にする、という方法です。

これが、歯原性菌血症の予防に、絶大な効果があることがわかっていますが、まだ広まっていません。ですから、ぜひみなさんに知っていただきたいと思っています。

ここから詳しく説明していきましょう。

## 3DSの開発途中の「驚くべき結果」

3DSの開発に至るきっかけは、1998年に英国の研究者が発表した「歯面をPMTCと殺菌消毒薬で清掃したあと、虫歯菌に対する抗体溶液を、個人トレーを用いて歯面塗布したところ、虫歯菌が除去された」という論文でした。

当時、国立感染症研究所口腔科学部の責任者だった私は、武内博朗《たけうちひろあき》研究員（現鶴見大学探索歯学講座臨床教授）をプロジェクトリーダーとして、この抗体に関する研究の臨床追試験をおこない、「ヒト口腔からのミュータンスレンサ球菌除菌に関する研究」をおこないました。

このとき、３ＤＳの原型といえる技術で「歯の表面を除菌したあとに抗体を塗布したグループ」と「歯の表面を除菌したあとに生理食塩水を塗布したグループ」とに分けて調べました。抗体を塗布したグループのほうが除菌効果が高いことが予測されましたが、結果は驚くべきことに、どちらのグループも除菌効果は同じだったのです。

つまり、歯の除菌さえおこなえば、その後は抗体を用いても用いなくても、虫歯菌の除菌効果が持続することが証明されたのです。

あとから考えてみると、虫歯菌は歯面（歯の表面）でしか棲息できないわけですから、歯面を殺菌すれば虫歯菌が除菌されることはあたりまえのことなのですが、当時としては画期的な発見だったのです。

この研究によって、世界中の科学者が取り組んできた「虫歯の予防と虫歯菌の免疫に関する研究」に一定の結論が出ることになりました。つまり、薬に特異性を持たせることよりも、薬を作用させる場所に特異性を持たせることが重要だということです。そして、その後、実用的で極めて効果の高い虫歯予防技術（３ＤＳ）が誕生したのです。

## ３ＤＳの方法

３ＤＳは、患者さんの歯型から作ったトレーを用いて、薬剤で除菌をおこないます（写真５－１）。

口腔内のバイオフィルムは、いったん形成されると、通常の歯みがきによるブラッシングで除去することが難しいですし、またＰＭＴＣなどの歯科クリーニングでも、そのすべてを取り除くことはできません。

そこで、薬剤（具体的には市販の抗菌薬や殺菌消毒薬）を使って口腔内細菌を除菌するのです。

すると、一時的に無菌状態になった歯面に、頰、舌、歯肉などの軟組織から常在菌が定着し、口腔内細菌を含まないバイオフィルムが形成されます。

つまり、３ＤＳは、歯原性菌血症を防ぐために、自然に存在する細菌を活用しておこなう菌置換法といえます。

私が在籍している鶴見大学歯学部附属病院では、３ＤＳ除菌外来というのを設けて、虫歯菌や歯周病菌を殺菌消毒薬で除去することにより、確実な予防歯科へとつなげる治療を実践しています。

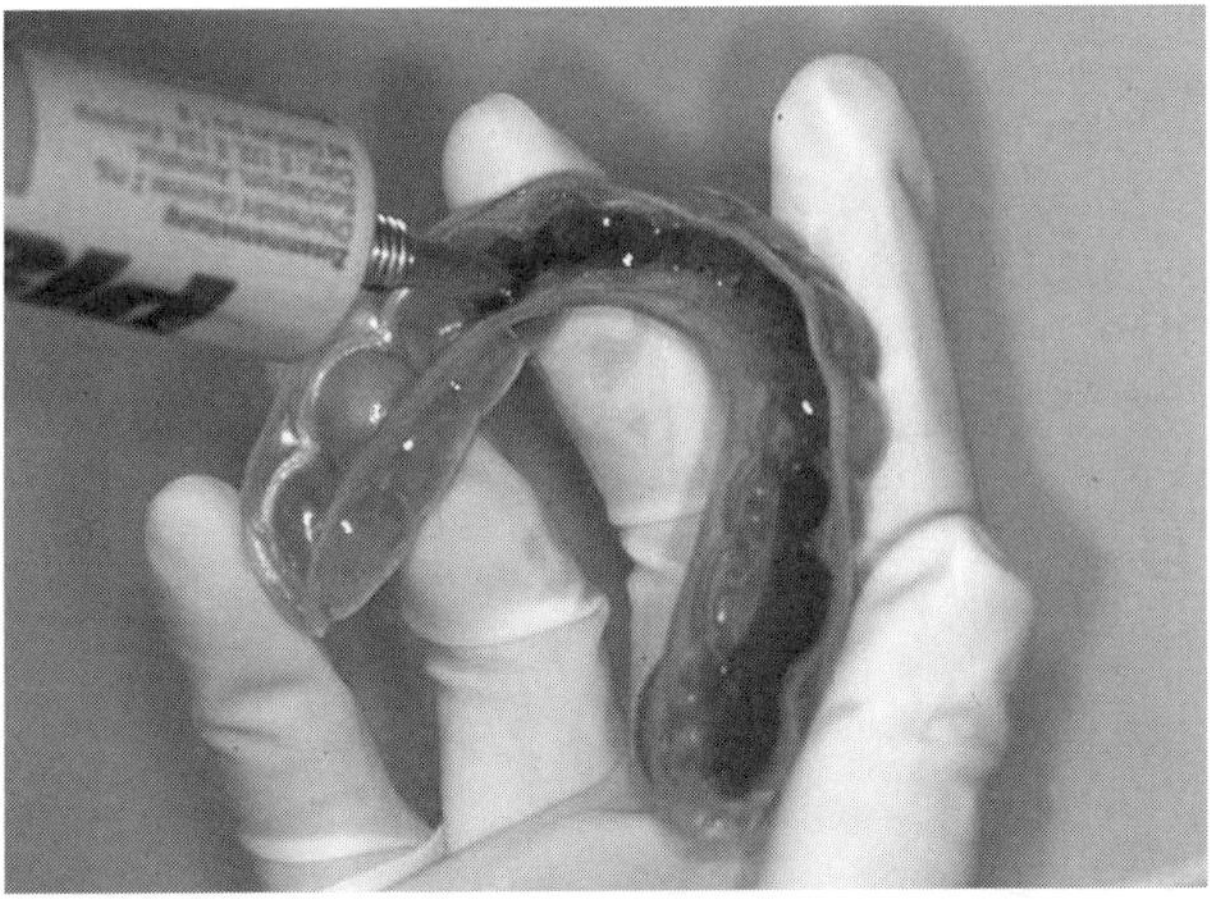

写真５－１　抗菌薬や殺菌消毒剤をトレーに塡入する。

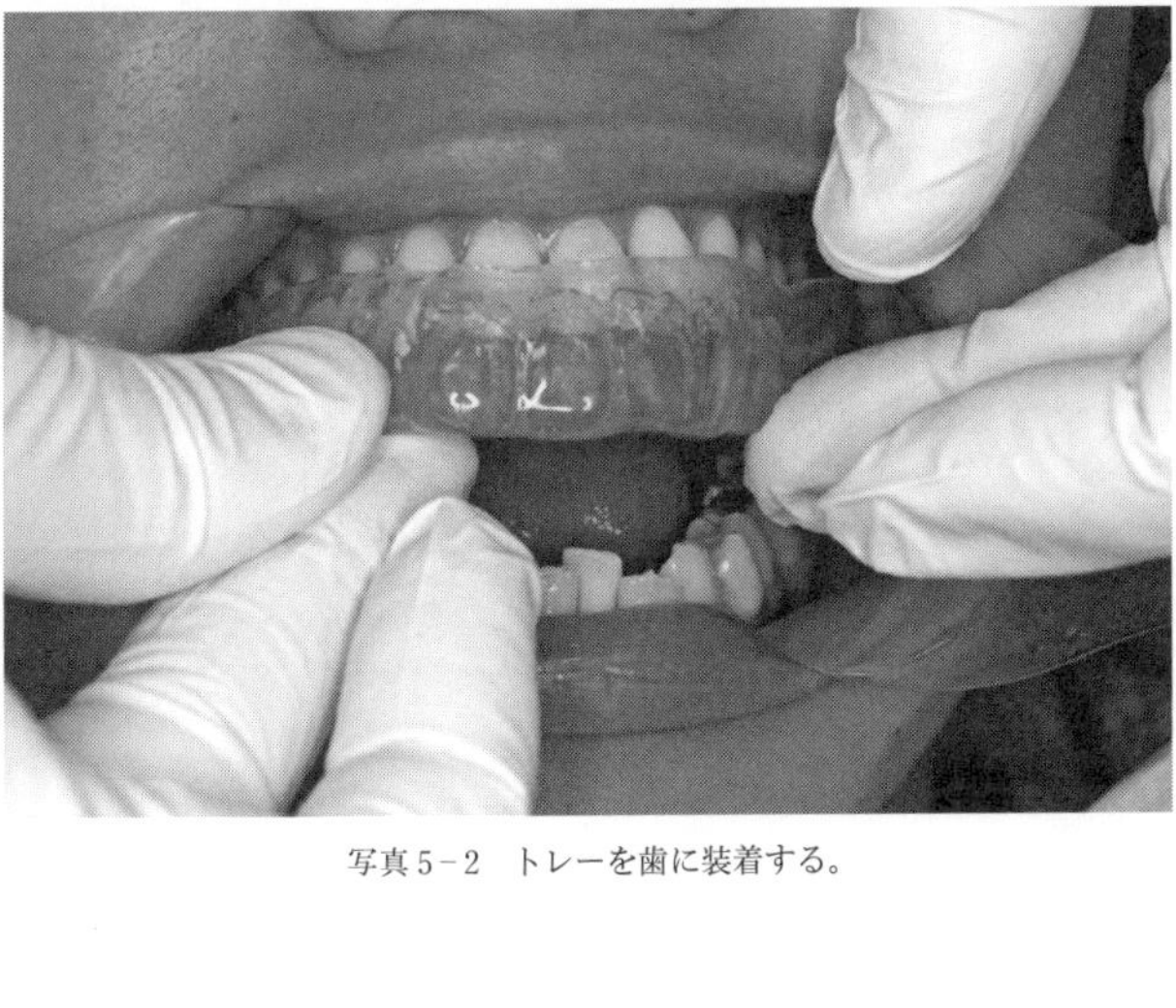

写真５－２　トレーを歯に装着する。

３ＤＳ自体はとてもシンプルな原理です。しかし、開発された２０００年当時は、世界中の研究者はそのことに注目しませんでした。多くの研究者は当時、「虫歯の予防＝虫歯菌に対する免疫の獲得」と考えて、もっぱら免疫ワクチンの研究に取り組んでいたのです。３ＤＳは免疫研究の副産物として発見されたものだったのです。

## 毎朝の歯みがきから、毎朝の「3DS装着」へ

歯肉炎がある場合には、殺菌をする前にまず、抗菌薬（抗生物質）で治療をします。抗菌薬は、生体細胞とバクテリア（細菌）の細胞を見分けることができますから、人体の免疫細胞は攻撃せずに、細菌だけを攻撃します。

ですから、歯茎に傷口があるとき、潜血反応があるときは、トレーの中には抗菌薬（抗生物質）を入れて、歯に取りつけます。しばらくこのケアを続けて、歯肉炎による傷が治っていることを確認してから、殺菌消毒薬を使用することになります。

歯型をとって作製したトレーを使用するメリットは、薬剤をしっかり塗布できるということです。歯と歯茎に直接薬を塗っても、当然ながら唾液や歯肉溝浸出液ですぐに流れ落ちてしまいます。しかしトレーを使用すれば、装着している間は薬剤はしっかりと保たれます。

みなさんの朝の洗面所での光景は、歯ブラシを片手にゴシゴシと歯をみがくというものだと思いますが、私の場合は毎朝、歯をみがいたあとに、この３ＤＳトレーを5分間装着してから、支度をして出勤しています。

先日、３ＤＳトレーを毎日使っている人は菌血症を発症しないことを実証する試験をおこないましたが、予想どおり、私の血液中には細菌はいませんでした。

３ＤＳで虫歯菌を取り除くと、同時に歯周病菌も減っていくことになります。なにしろ、歯の表面というのは他の部位の１０００倍も菌がいますから、そこを連日除菌してバイオフィルムを減らしていくことで、虫歯菌も歯周病菌も取り除くことにつながるのです。

もちろん、１日に何回も歯をみがくことができる環境であれば、一定の口腔環境は保つことができるでしょう。しかし、仕事内容や外出先の状況によっては、昼間の歯みがきができない場合も多いのではないでしょうか。

３ＤＳであれば、歯のすき間、側面の細菌まで取り除くことができますし、除菌効果は、一般的な歯みがきの数倍長持ちします。実際に外来で治療を受けられた患者さんには、トレーを装着するという、近未来的でユニークな口腔ケアを気に入っていただいているようです。

現在、虫歯、歯周病、インプラント歯周病の予防はもちろん、全身疾患の予防を含めた治療システムを確立し、「3DSセラピー」という形で全国の歯科医院で展開をしています（巻末で3DS治療を実施している歯科医院をご紹介いたします）。

この治療が保険診療扱いとなって、医療点数がつくようになることを私は願っています。これは、ある意味で歯科医療に〝産業革命〟をもたらすことになると思います。虫歯治療で過当競争を余儀なくされている街の歯医者さんですが、予防処置に医療点数がついていけば、本当に国民の幸福に寄与する歯科医療が提供されることになるからです。

歯科と全身の病が関係しているという認識が浸透すれば、歯科医の訪問医療なども整備しやすくなります。私も歯科研究者として、街の歯医者さんに教育教材を提供しています。歯科専門医向けのeラーニングも実施しています。

菌血症を理解して、その知見に基づいた予防医療を提供する歯医者さんも徐々に増えてきましたので、ここで一般の方々にも、生活習慣病の原因を深く知っていただいて、積極的にセルフケアに取り組んでいただけることを願っています。

## 歯医者さんが虫歯の治療しかしない理由

歯茎の不調を放置しておくとなぜ悪いかというと、前にも述べましたが、炎症を起こしているすき間には、食べ物を噛むたびに圧力がかかります。その圧力で、細菌が中に侵入してしまうのです。噛むことがポンプのような役割をして、細菌を体内に押し込んでしまいます。

本来なら、歯茎が炎症を起こす前に、わずかな潜血反応をチェックして、早めに歯科的処置をすれば済む話ですが、そこまでの処置をすることが常識にはなっていません。これはあくまで、予防的な処置だからです。

結局は、歯がグラグラし始めてから処置する、ということになります。そうなってしまったら、早めに抜かなければなりません。中途半端な状態にしておくことが、菌血症の温床になるからです。

しかし、実際は歯医者さんでも、のらりくらり治療をするなどして、中途半端な時期を長くしてしまっているところもあります。でも仕方がありません。なぜなら、歯医者さんも大変なのです。予防的な処置をしようとしても、医療点数はつきませんし、患者さんの自己負担による処置になってしまうことが多いからです。病気が進行して、治癒しなくなってからの「虫歯や歯周病の治療」という後手に回ったやり方で、収入を得ていくしか方法はないわけです。

## 最新の医学研究が日常の診療に活かされない

この構図は、内科や外科などの一般の病院も同じです。発症した人に対しての処置には点数がつきますから、薬を出したり、手術をしたりします。

糖尿病の合併症で足が壊死してしまったら、切断をしなくてはならなくなります。その手術のための技術はもちろん必要ではありますが、そこまで至らないような予防的な健康指導はさらに大切ではないでしょうか。

もちろん、学会や市民講座の講演会では、健康情報として予防の話をされることもあるでしょう。しかし、日常の診療の中では、それが実践できる医療システムになってはいないのです。高度な医学研究をして、論文を書いても、臨床に戻れば患者さんに薬を出すだけです。治せない病気にならなければ治療はできない。病気になってからの治療しかできないわけです。

その「病気になってからの治療」を見ても、生活習慣病については、投薬という対症療法しかできないのであれば、そこに明るい未来はありません。

ですから、くり返しますが、次の時代は、「病気にならない治療」をする時代をつくらなくてはならないのです。病気のリスク因子は多様ですが、大きなリスク因子として、「歯の健康」があることがはっきりとしてきたわけですから、本来は歯科医院でこそ、全身の健康指導をしていかなくてはならないのではないでしょうか。

それを試験的に始めたのが、先ほどご紹介した3DS除菌外来です。まだほとんど知られていませんが、日本初の「病気にならないための診療」をおこなっている外来だと自負しています。

## 腎臓病は、腎臓だけが悪いわけではない

人々は、再生医療や臓器移植の技術に医療の未来を夢見ますが、それがナンセンスでしかないのは、生活習慣病になってしまった人は、たとえば「腎臓病」という病名がついたとしたら、腎臓だけが悪いのではなく、あらゆるところに慢性炎症を起こしていて、その中でもとくに悪くなってしまったのが「腎臓」ということになるからです。

内臓のことを五臓六腑といいますが、これら五臓六腑には、すべて血管が通っています。したがって、血管が老化すれば、五臓六腑は全部だめになってしまいます。

ですから、とくに悪くなった臓器だけを再生したり移植したりしても、全身の血管が悪くなっているわけですから、おそらく他の臓器もすでに悪くなっている。亡くなった人を生き

返らせることができないように、血管がいたんで生活習慣病になってしまったら、すべての臓器が、ほぼ同時に劣化しているのです。

先天性の病の場合は別ですが、多くの人にとっては、腎移植や肝移植は、そこに大きな希望を見いだせる治療ではないのです。

人に真の希望をもたらすのは、病気にならないようにするための予防の医療であって、病気になって悪化してしまってからできることは、対症療法でしかないのです。

再生医療だけでなく、薬剤の開発も同じです。慢性疾患には魔法の弾丸があるわけではありません。なぜなら、原因が多因子の疾患に対して、一因子で効く薬は存在しないからです。

薬剤開発のストーリーでは、「××病は、○○タンパクを出すことが原因だが、この特定のタンパクを抑える薬を開発」ということが語られ、そこに希望があるかのように思われます。しかし、それは幻想なのです。

現在は、1万5千種類の疾病があるとされていますが、それに対して、薬も1万5000種類（実際はそれ以上）が用意されて、対抗しようとしています。しかし、疾患を単一的に見て、一因子をコントロールする薬を飲んでも、それが本当に目指すところに効いてくれるかどうかわかりません。

人間の体は複雑系です。一つの成分の働きは、いい働きにも悪い働きにもなります。体のある症状を薬で止めようとすると、別のところにマイナスの作用となって現れることは大いにあるわけです。

たとえば、レプチンというホルモンが１９９４年に発見されました。レプチンは肥満体を痩せさせる作用があるとされました。そこでマウスにレプチンを投与したところ、こんどはレプチンの作用をキャンセルするグレリンというホルモンが急激に分泌されて、レプチンの作用をなくしてしまったのです。

薬剤を投与すると、精製された一成分だけが強く働くことになりますから、体はそれに対抗する、拮抗《きっこう》するための成分を出してくるのです。それが副作用という形で現れます。すると、こんどは、「いえ、大丈夫です。その副作用を防ぐ薬がありますから、この薬をどうぞ」となります。こうして果てしなく薬剤の量が増えて、お金ばかりがかかり、病気はちっともよくならないばかりか、よけい悪くなることもあります。

まずは、その症状の原因を除去することに目を向けない限り、その薬を一生の間飲み続けなくてはならなくなります。

## 歯科にできる「病気にならない治療」

もちろん、治る見込みのある治療だけが医療ではありません。病気が悪くなっていく過程にも、痛みを緩和させたり、褥瘡《じょくそう》を改善させるなど、さまざまに必要な処置はあるでしょう。よくならないからといって放置する医師などいません。

ですから、こうした医療も重要な仕事ではありますが、しかしやはり、そこに夢や希望があるわけではないのです。

これから求められる医療、夢や希望のある医療とは、一生入院せずに済むような、薬を飲み続けなくて済むような予防的な医療なのではないでしょうか。しかしながら、こうした予防的な医療には、医療点数はつきません。本来は、こうした病気にならない医療を提供するしくみを作らなくてはならないはずです。

そのときに基盤となるのが、先に述べた「歯の健康を含む6つのリスク因子」に取り組むということです。そしてこれからの歯科は、歯の治療だけをおこなうのではなく、歯の治療で定期的に歯科に来院してもらうときに、「栄養、運動、休養」の保健指導もおこなうシステムにしていくことが合理的だと考えています。

具体的にいえば、栄養については、高タンパク、高ビタミン、低ＧＩ値で、繊維質に富む食事を十分に咀嚼するという指導が必要です。従来の栄養学では、咀嚼の重要性が欠落していました。歯科医師が関わり、あるいは管理栄養士とタッグを組むことによって、栄養学も一層の発展をするのではないでしょうか。

運動や休養についての指導も、たとえば、「大腿筋を使うために散歩やウォーキングをする」「バイオリズムを維持するために決まった時間に寝る」というシンプルな実践が、意外な効果を発揮します。これらはすでに健康法として周知されていることではありますが、患者さんを励まし続ける伴走者がいなかったために、なかなか継続できないという人も多いと思います。歯科医院ではこうしたシンプルなことを、定期的、継続的に指導できることが強みでもあるわけです。

こうした歯科医院による予防医療を実践できれば、病気になる人の数が減り、医療費も削減できます。ｉＰＳ細胞のような最新技術の研究は、先天的な病を抱える方のために必要ですから、そちらに予算を回していくこともできるのです。

# おわりに

「歯の重要性に気づき、次世代に伝えることができた民族が繁栄する」

このテーゼは、今日のアメリカを見ると納得できるでしょう。

世界で初めて歯学部を作ったのは米国ですが、歯科衛生士の育成を始めたのも米国です。ヨーロッパにはそういう発想はありませんでした。

ひるがえって日本には、古くから弘法大師が伝えてきた「身口意《しんくい》」の「三業《さんごう》」があります。身口意とは、身体の「身」に「口」、そして意識の「意」と書きます。真言密教の行においては、「身」とは手で印を結ぶこと、「口」とは口で真言を唱えること、「意」とは瞑想《めいそう》することだとされています。

これを一般の社会では、「健康に生きる」ということに当てはめて、考えられています。

つまり、「身」は身体、「口」は言葉、「意」は心、と置き換えられるのですが、「口」は言葉を発する場所であると同時に、食べ物の入り口でもあります。身口意の「口」は、口そのものの環境を清らかにしておくことの大切さも含まれたでしょう。

弘法大師の教えは、身口意を通してのおこないが蓄積されることによって、人格が形成され、人間の一生が決まるということです。

こうした教えもあってか、日本人は口腔環境をよくすることに、それなりにがんばってきたのかもしれません。

しかしながら、現代の日本の歯科システムは、第二次世界大戦後の占領下において、マッカーサーが突如、歯科衛生士法を指令して米国の理想を伝えただけで、日本人自身が歯科の重要性を伝えてきたわけではないのです。

二十一世紀の国民の健康を考えていく上で、日本人自身が歯科についての認識を深めて、実践をしていくべきときなのだと思います。
本書を契機に、歯や口内環境の大切さと生活習慣病の予防方法について、広く認識していただけることを願っています。

花田　信弘

## 3DSを実施している歯科医院・歯科医師のご紹介

※2015年12月現在の情報です。受診前にご確認ください。

| 所属 | 名前 | 郵便番号 | 住所 | 電話番号 |
|---|---|---|---|---|
| (医)鎌田歯科医院 | 鎌田 研祐 | 006-0816 | 北海道札幌市手稲区 | 011-683-3699 |
| パール歯科クリニック | 高橋 伸一郎 | 078-8303 | 北海道旭川市 | 0166-65-9200 |
| 熊谷歯科医院 | 熊谷 拓 | 030-0812 | 青森県青森市 | 017-734-0686 |
| たかや歯科クリニック | 高谷 和彦 | 030-0843 | 青森県青森市 | 017-729-8110 |
| ヤマダ歯科矯正歯科クリニック | 山田 淳一 | 030-0843 | 青森県青森市 | 017-739-1112 |
| みやの歯科医院 | 宮野 敦志 | 020-0141 | 岩手県盛岡市 | 019-643-5773 |
| 明石台歯科医院 | 佐藤 克彦 | 981-3101 | 宮城県仙台市泉区 | 022-373-0850 |
| ただ歯科クリニック | 多田 陵 | 981-3202 | 宮城県仙台市泉区 | 022-377-2350 |
| かねこ歯科医院 | 金子 忠 | 994-0049 | 山形県天童市 | 023-652-2202 |
| 大塚歯科医院 | 大塚 誠 | 306-0011 | 茨城県古河市 | 0280-32-8303 |
| なかの歯科 | 中野 啓子 | 312-0061 | 茨城県ひたちなか市 | 029-285-3618 |
| (医)2丁目石井歯科医院 | 石井 和浩 | 326-0143 | 栃木県足利市 | 0284-62-0881 |
| 雙葉デンタルクリニック | 山下 敦史 | 331-0823 | 埼玉県さいたま市北区 | 048-663-3292 |
| アルファデンタルクリニック | 辻川 慶子 | 332-0001 | 埼玉県川口市 | 048-225-8800 |
| おおむら歯科医院 | 大村 基守 | 332-0015 | 埼玉県川口市 | 048-256-4618 |
| のぶスマイル歯科 | 柳澤 伸行 | 332-0034 | 埼玉県川口市 | 048-287-3778 |
| こみぞ歯科医院 | 色井 亮仁 | 339-0003 | 埼玉県さいたま市岩槻区 | 048-796-8182 |
| ハートデンタルクリニック | 定岡 博之 | 346-0013 | 埼玉県久喜市 | 0480-53-6810 |
| 新座駅前歯科クリニック | 内ヶ崎 るみこ | 352-0011 | 埼玉県新座市 | 048-486-9922 |
| (医)満月会<br>大月デンタルケア | 大月 晃 | 354-0021 | 埼玉県富士見市 | 049-254-2177 |

| 所属 | 名前 | 郵便番号 | 住所 | 電話番号 |
|---|---|---|---|---|
| (医)泰青会<br>青山歯科医院 | 山口 正貴 | 356-0031 | 埼玉県ふじみ野市 | 049-262-1068 |
| 赤田歯科医院 | 赤田 尚久 | 360-0015 | 埼玉県熊谷市 | 048-526-5800 |
| 始平堂歯科医院 | 始平堂 弘昌 | 261-0012 | 千葉県千葉市美浜区 | 043-277-3337 |
| ヒロ歯科クリニック | 田村 博 | 270-0012 | 千葉県松戸市 | 047-349-7870 |
| ミツワ歯科医院 | 荒木 隆宏 | 273-0031 | 千葉県船橋市 | 047-431-6243 |
| ローズタウン歯科<br>クリニック | 青山 達也 | 279-0021 | 千葉県浦安市 | 047-354-5418 |
| なかじま歯科医院 | 中島 暢 | 290-0037 | 千葉県市原市 | 0436-20-2266 |
| 森永歯科医院 | 森永 宏喜 | 299-2118 | 千葉県安房郡 | 0470-55-0229 |
| (医)智正会<br>中川歯科クリニック | 中川 守正 | 101-0025 | 東京都千代田区 | 03-3851-5566 |
| 銀座ルミナス歯科 | 村上 陽一 | 104-0061 | 東京都中央区 | 03-6278-8920 |
| 日比谷歯科医院 | 小野田 早由里 | 121-0011 | 東京都足立区 | 03-3880-8148 |
| しのはら歯科 | 篠原 保行 | 124-0013 | 東京都葛飾区 | 03-3694-1355 |
| 小倉歯科 | 小倉 孝嗣 | 130-0022 | 東京都墨田区 | 03-3631-0944 |
| よこた歯科 | 横田 章子 | 143-0016 | 東京都大田区 | 03-3768-8082 |
| (医)康治会<br>片平歯科クリニック | 片平 治人 | 151-0053 | 東京都渋谷区 | 03-5371-3018 |
| 渋谷ほんまち歯科<br>クリニック | 渡邉 聖輔 | 151-0071 | 東京都渋谷区 | 03-3320-8883 |
| もんでん歯科クリニック | 門田 崇 | 152-0004 | 東京都目黒区 | 03-6412-7616 |
| まきた歯科医院 | 蒔田 裕 | 158-0086 | 東京都世田谷区 | 03-3705-6934 |
| カラサワ歯科クリニック | 唐澤 一豊 | 160-0023 | 東京都新宿区 | 03-3343-8640 |
| (医)仁聖会 ぬかりや歯科<br>デンタルケアスペース | 忽滑谷 由紀彦 | 171-0022 | 東京都豊島区 | 03-6914-2933 |
| こばやし歯科 | 小林 敦 | 180-0004 | 東京都武蔵野市 | 0422-21-0026 |

| 所属 | 名前 | 郵便番号 | 住所 | 電話番号 |
|---|---|---|---|---|
| 林歯科医院 | 林 忠義 | 190-0001 | 東京都立川市 | 042-534-0648 |
| 堀井歯科医院 | 堀井 皓典 | 191-0062 | 東京都日野市 | 042-589-1418 |
| かなデンタルクリニック | 江原 佳奈 | 194-0041 | 東京都町田市 | 042-724-0007 |
| (医)高翔会<br>協同歯科クリニック | 田所 久永 | 195-0053 | 東京都町田市 | 042-735-4208 |
| 聖和歯科クリニック | 三浦 正洋 | 196-0015 | 東京都昭島市 | 042-542-4184 |
| 永山センター歯科 | 長井 哲弥 | 206-0025 | 東京都多摩市 | 042-375-9638 |
| (医)聖和会 | | 206-0025 | 東京都多摩市 | 042-338-6700 |
| 今井歯科 | 今井 恒夫 | 207-0014 | 東京都東大和市 | 042-567-0818 |
| 今井歯科 | 今井 三佳子 | 207-0014 | 東京都東大和市 | 042-567-0818 |
| さかえ歯科クリニック | 斉藤 寛 | 207-0014 | 東京都東大和市 | 042-567-3950 |
| (医)一粒の麦<br>ぶどうのえだ歯科医院 | 小川 慶太郎 | 210-0011 | 神奈川県川崎市川崎区 | 044-223-5243 |
| まつやま歯科医院 | 松山 知明 | 211-0051 | 神奈川県川崎市中原区 | 044-777-3110 |
| 加藤歯科医院 | 加藤 昌美 | 214-0034 | 神奈川県川崎市多摩区 | 044-922-5100 |
| こじま歯科医院 | 小嶋 章寛 | 216-0004 | 神奈川県川崎市宮前区 | 044-871-0885 |
| あるが歯科クリニック | 有賀 進 | 221-0864 | 神奈川県横浜市神奈川区 | 045-473-6186 |
| (医)天雲会<br>てんくも歯科医院 | 天雲 丈敦 | 224-0021 | 神奈川県横浜市都筑区 | 045-591-3728 |
| 本牧通り歯科 | 杉村 博行 | 231-0825 | 神奈川県横浜市中区 | 045-621-4185 |
| 上出歯科医院 | 上出 正幸 | 231-0861 | 神奈川県横浜市中区 | 045-662-4632 |
| 初声歯科クリニック | 木村 諭 | 238-0111 | 神奈川県三浦市 | 046-888-6308 |
| 米川歯科医院 | 米川 泰弘 | 239-0808 | 神奈川県横須賀市 | 046-833-8211 |
| 山口歯科医院 | 山口 琢央 | 243-0018 | 神奈川県厚木市 | 046-224-0557 |

| 所属 | 名前 | 郵便番号 | 住所 | 電話番号 |
|---|---|---|---|---|
| (医)むとう歯科医院 | 武藤 昇 | 252-0011 | 神奈川県座間市 | 046-257-8201 |
| みどりの森デンタルクリニック | 須藤 真行 | 252-0024 | 神奈川県座間市 | 046-298-1118 |
| ステーション歯科 | 藤井 佳人 | 252-0303 | 神奈川県相模原市南区 | 042-767-2170 |
| (医)明仁会<br>アキチ歯科医院 | 秋知 明 | 252-0318 | 神奈川県相模原市南区 | 042-741-8311 |
| 武内歯科医院 | 武内 博朗 | 252-1131 | 神奈川県綾瀬市 | 0467-78-3020 |
| ロイヤルはまだ歯科クリニック | 濱田 由美子 | 931-8456 | 富山県富山市 | 076-438-7272 |
| ブナの杜歯科クリニック | 谷口 伸剛 | 939-8048 | 富山県富山市 | 076-420-8227 |
| 山王歯科 | 伊井 克安 | 915-0882 | 福井県越前市 | 0778-24-1766 |
| 斉藤歯科医院 | 斉藤 宜則 | 386-0014 | 長野県上田市 | 0268-71-0648 |
| 犬飼歯科 セントラル・ビオス診療所 | 岡藤 敬子 | 390-0874 | 長野県松本市 | 0263-32-1407 |
| 赤塚歯科医院 | 赤塚 卓司 | 500-8384 | 岐阜県岐阜市 | 058-272-2466 |
| 古瀬歯科 | 古瀬 裕平 | 505-0301 | 岐阜県加茂郡 | 0574-43-2333 |
| 益田歯科医院 | 益田 英明 | 506-0824 | 岐阜県高山市 | 0577-32-8800 |
| みと歯科・矯正歯科 | 三戸 幹夫 | 413-0011 | 静岡県熱海市 | 0557-85-7000 |
| (医)健伸会<br>はぎわら歯科 | 萩原 洋行 | 413-0232 | 静岡県伊東市 | 0557-53-0026 |
| 杉本秀歯科医院 | 杉本 秀樹 | 419-0114 | 静岡県田方郡 | 055-978-6480 |
| さくら歯科クリニック | 藤城 治義 | 440-0851 | 愛知県豊橋市 | 0532-52-8050 |
| しずま歯科クリニック | 静間 康之 | 444-1333 | 愛知県高浜市 | 0566-91-8838 |
| のじまデンタルクリニック | 野島 隆 | 444-2137 | 愛知県岡崎市 | 0564-66-1188 |
| エンゼル歯科 | 榊原 健 | 447-0879 | 愛知県碧南市 | 0566-46-1012 |
| (医)歯恩会<br>ファミリーデンタルイシダ | 石田 悟 | 451-0025 | 愛知県名古屋市西区 | 052-531-2992 |

| 所属 | 名前 | 郵便番号 | 住所 | 電話番号 |
|---|---|---|---|---|
| のざき歯科クリニック | 野崎 謙治 | 454-0943 | 愛知県名古屋市中川区 | 052-302-5678 |
| 寿恵野歯科 | 林 玄治 | 470-1207 | 愛知県豊田市 | 0565-25-8241 |
| 山田歯科医院 | 山田 修 | 482-0041 | 愛知県岩倉市 | 0587-66-7502 |
| 一柳歯科医院 | 一柳 幸廣 | 483-8044 | 愛知県江南市 | 0587-54-8100 |
| ササキデンタルクリニック | 杉浦 俊彦 | 485-0804 | 愛知県小牧市 | 0568-78-1288 |
| ササキデンタルクリニック | 佐々木 成高 | 485-0804 | 愛知県小牧市 | 0568-78-1288 |
| 成橋歯科 | 成橋 幸一 | 486-0901 | 愛知県春日井市 | 0568-33-0328 |
| (医)愛慧会<br>すぎとう歯科クリニック | 杉藤 庄平 | 490-1222 | 愛知県あま市 | 052-445-6789 |
| エムデンタルクリニック | 原田 聡 | 498-0014 | 愛知県弥富市 | 0567-64-1722 |
| コンドウ歯科医院 | 近藤 聡 | 510-0836 | 三重県四日市市 | 059-357-4618 |
| さくら歯科 | 永田 肇 | 512-1211 | 三重県四日市市 | 059-326-0054 |
| タニグチ歯科医院 | 谷口 八起 | 517-0502 | 三重県志摩市 | 0599-44-0071 |
| おおた歯科 | 太田 雅也 | 519-0103 | 三重県亀山市 | 059-596-8388 |
| 井田歯科東診療所 | 井田 亮 | 527-0025 | 滋賀県東近江市 | 0748-23-5222 |
| 名越歯科 | 竹島 千里 | 530-0015 | 大阪府大阪市北区 | 06-6373-8888 |
| とうじ歯科医院 | 田路 雅彦 | 533-0013 | 大阪府大阪市東淀川区 | 06-6325-0205 |
| モリシタ歯科医院 | 森下 雅三 | 543-0041 | 大阪府大阪市天王寺区 | 06-6777-1211 |
| はまだ歯科 | 濱田 康 | 546-0014 | 大阪府大阪市東住吉区 | 06-6608-3546 |
| すまいるデンタル<br>クリニック | 岡 歳浩 | 555-0001 | 大阪府大阪市西淀川区 | 06-6474-4618 |
| 大島歯科 | 大島 敏明 | 559-0016 | 大阪府大阪市住之江区 | 06-6681-0418 |
| (医)幸眞会<br>ひがし歯科医院 | 東 和生 | 560-0033 | 大阪府豊中市 | 06-6843-6480 |

| 所属 | 名前 | 郵便番号 | 住所 | 電話番号 |
|---|---|---|---|---|
| 倉田歯科診療所 | 倉田 博幸 | 561-0858 | 大阪府豊中市 | 06-6866-2488 |
| 中垣歯科医院 | 中垣 直毅 | 561-0881 | 大阪府豊中市 | 06-6841-8217 |
| 中垣歯科医院 | 内藤 俊幸 | 561-0881 | 大阪府豊中市 | 06-6841-8217 |
| 斉藤歯科 | 紀本 哲 | 573-0032 | 大阪府枚方市 | 072-844-4928 |
| さわだ歯科医院 | 澤田 和長 | 575-0021 | 大阪府四條畷市 | 072-877-8801 |
| (医)燦燦<br>なんごうや歯科医院 | 南郷谷 香利 | 577-0805 | 大阪府東大阪市 | 0120-648-234 |
| 松浦歯科クリニック | 松浦 宏幸 | 591-8025 | 大阪府堺市北区 | 072-246-4618 |
| 小北歯科医院 | 山田 梨紗子 | 598-0034 | 大阪府泉佐野市 | 072-466-4108 |
| ひよどり台歯科クリニック | 東田 淳一郎 | 651-1125 | 兵庫県神戸市北区 | 078-741-8028 |
| 幸田歯科医院 | 幸田 起英 | 651-2102 | 兵庫県神戸市西区 | 078-797-0235 |
| 浦島歯科医院 | 浦島 一博 | 652-0804 | 兵庫県神戸市兵庫区 | 078-577-0456 |
| 宗本歯科医院 | 宮井 幸子 | 653-0037 | 兵庫県神戸市長田区 | 078-611-1988 |
| 北上歯科医院 | 北上 仁司 | 653-0812 | 兵庫県神戸市長田区 | 078-691-5457 |
| 久野歯科医院 | 久野 元生 | 653-0836 | 兵庫県神戸市長田区 | 078-611-7871 |
| (医)牛嶋歯科医院 | 牛嶋 星地 | 657-0028 | 兵庫県神戸市灘区 | 078-821-9800 |
| 尼崎ガーデン歯科 | 高山 昌顕 | 661-0976 | 兵庫県尼崎市 | 06-6496-4618 |
| いざわ歯科 | 井澤 浩文 | 670-0837 | 兵庫県姫路市 | 079-281-8118 |
| 中川歯科医院 | | 671-1143 | 兵庫県姫路市 | 079-239-8841 |
| そう歯科クリニック | 宋 桂雄 | 675-0115 | 兵庫県加古川市 | 079-437-2600 |
| 井上歯科クリニック | 井上 修一 | 677-0054 | 兵庫県西脇市 | 0795-23-3073 |
| 歯科 増田医院 | 増田 達雄 | 630-0257 | 奈良県生駒市 | 0743-74-1020 |

| 所属 | 名前 | 郵便番号 | 住所 | 電話番号 |
|---|---|---|---|---|
| 中島歯科 | 中島 正裕 | 631-0045 | 奈良県奈良市 | 0742-44-0631 |
| 岡本歯科西大寺診療所 | 岡本 吉正 | 631-0827 | 奈良県奈良市 | 0742-47-8333 |
| とよだ歯科医院 | 豊田 浩行 | 633-0061 | 奈良県桜井市 | 0744-44-1700 |
| とよだ歯科医院 | 豊田 敏子 | 633-0061 | 奈良県桜井市 | 0744-44-1700 |
| サクラデンタルクリニック | 徳岡 隆 | 634-0051 | 奈良県橿原市 | 0744-28-5515 |
| (医)こうの歯科医院 | 河野 浩子 | 636-0131 | 奈良県生駒郡 | 0745-75-6556 |
| たつみ歯科医院 | 辰巳 佳正 | 636-0204 | 奈良県磯城郡 | 0745-43-2163 |
| 河田歯科医院 | 河田 眞樹 | 723-0051 | 広島県三原市 | 0848-62-2232 |
| いしい歯科クリニック | 石井 敏也 | 729-0104 | 広島県福山市 | 084-930-4535 |
| 山崎医院 歯科 | 山崎 保彦 | 730-0051 | 広島県広島市中区 | 082-247-1101 |
| ほほえみ歯科クリニック | 杉岡 英明 | 731-0103 | 広島県広島市安佐南区 | 082-830-0118 |
| かなで歯科クリニック | 三谷 崇宏 | 731-0137 | 広島県広島市安佐南区 | 082-962-2275 |
| (医)あした会<br>中西歯科医院 | 中西 保二 | 732-0816 | 広島県広島市南区 | 082-251-6480 |
| (医)あした会<br>中西歯科医院 | 中西 茂 | 732-0816 | 広島県広島市南区 | 082-251-6480 |
| くろだ歯科クリニック | 黒田 裕樹 | 737-0803 | 広島県呉市 | 0823-21-7088 |
| (医)坂本会<br>坂本歯科 | 坂本 智則 | 737-2516 | 広島県呉市 | 0823-85-0118 |
| むらかみ歯科クリニック | 村上 明延 | 738-0013 | 広島県廿日市市 | 0829-20-4733 |
| ふじとう歯科 | 藤東 琢也 | 739-1101 | 広島県安芸高田市 | 0826-45-3533 |
| (医)いそべ歯科医院 | 礒辺 和重 | 742-0031 | 山口県柳井市 | 0820-23-8020 |
| (医)尚誠会<br>ホワイト歯科医院 | 山地 誠治 | 762-0038 | 香川県坂出市 | 0877-45-3526 |
| (医)秋桜会<br>木谷歯科医院 | 木谷 光輔 | 764-0003 | 香川県仲多度郡 | 0877-32-6480 |

| 所属 | 名前 | 郵便番号 | 住所 | 電話番号 |
|---|---|---|---|---|
| たくま歯科医院 | 琢磨 靖之 | 767-0033 | 香川県三豊市 | 0875-73-5581 |
| 岩橋歯科医院 | 岩橋 廣行 | 779-1402 | 徳島県阿南市 | 0884-26-0821 |
| (医)仁和会<br>カナザキ歯科医院 | 金﨑 伸幸 | 791-0245 | 愛媛県松山市 | 089-970-4182 |
| すまいる総合歯科<br>クリニック | 渡辺 政継 | 791-3120 | 愛媛県伊予郡 | 089-989-1182 |
| いしまつ歯科クリニック | 石松 宏隆 | 806-0049 | 福岡県北九州市八幡西区 | 093-641-4182 |
| よしこ歯科医院 | 阿比留 佳子 | 810-0053 | 福岡県福岡市中央区 | 092-737-4730 |
| 吉木歯科医院 | 吉木 陽一 | 811-2308 | 福岡県糟屋郡 | 092-939-2060 |
| 吉川歯科医院 | 吉川 友國 | 811-3111 | 福岡県古賀市 | 092-942-3688 |
| (医)きしぼ心和会<br>大林歯科小児歯科医院 | 大林 京子 | 811-3425 | 福岡県宗像市 | 0940-36-1182 |
| ひろ歯科医院 | 村田 博志 | 811-4175 | 福岡県宗像市 | 0940-35-0550 |
| 河原歯科医院 | 河原 茂 | 813-0025 | 福岡県福岡市東区 | 092-691-2002 |
| しのざき歯科医院 | 篠﨑 英一 | 813-0044 | 福岡県福岡市東区 | 092-681-3610 |
| 高尾歯科医院 | 高尾 しのぶ | 814-0022 | 福岡県福岡市早良区 | 092-851-8518 |
| きどデンタルクリニック | 城戸 政彦 | 810-0024 | 福岡県福岡市中央区 | 092-207-6480 |
| しまず歯科医院 | 島津 健生 | 832-0059 | 福岡県柳川市 | 0944-72-0363 |
| いわさき歯科 | 岩崎 友裕 | 838-0116 | 福岡県小郡市 | 0942-75-2712 |
| はっとり歯科医院 | 服部 康治 | 840-0201 | 佐賀県佐賀市 | 0952-62-1261 |
| 松尾まこと歯科 | 松尾 信 | 852-8114 | 長崎県長崎市 | 095-849-2225 |
| 岐宿歯科診療所 | 溝口 勝令 | 853-0701 | 長崎県五島市 | 0959-82-0666 |
| 岐宿歯科診療所<br>山内出張所 | 溝口 勝令 | 853-0312 | 長崎県五島市 | 0959-83-1072 |
| 祐田歯科 | 貞苅 敬子 | 856-0822 | 長崎県大村市 | 0957-54-3138 |

| 所属 | 名前 | 郵便番号 | 住所 | 電話番号 |
|---|---|---|---|---|
| 太田歯科医院 | 太田 智子 | 880-0805 | 宮崎県宮崎市 | 0985-22-5365 |
| (医)なかわかくくる歯科 | 仲若 三男 | 901-2111 | 沖縄県浦添市 | 098-943-9968 |

## 主要参考文献


花田信弘監修、武内博朗、早川浩生著『最新3DS環境　う蝕ステージ　ペリオステージ』デンタルダイヤモンド社、2009年。

花田信弘監修、武内博朗編著『歯科発　ヘルシーライフプロモーション――食育・生活習慣指導と栄養管理』デンタルダイヤモンド社、2011年。

花田信弘監修、浦口昌秀、武内博朗著『歯原性菌血症を防ぐ3DSセラピーガイドブック』デンタルダイヤモンド社、2014年。

竹原直道編著、坂下玲子、藤田尚、松下孝幸、下山晃著『むし歯の歴史――または歯に残されたヒトの歴史』砂書房、2001年。

構成／林口ユキ、本文図版／デザイン・プレイス・デマンド

花田信弘（はなだのぶひろ）

1953年福岡県生まれ。福岡県立九州歯科大学歯学部卒業、同大学院修了。米国ノースウェスタン大学博士研究員、九州歯科大学講師、岩手医科大学助教授、国立感染症研究所部長、九州大学教授（厚生労働省併任）、国立保健医療科学院部長を経て、2008年より鶴見大学教授。この間、健康日本21計画策定委員、新健康フロンティア戦略賢人会議専門委員、内閣府消費者委員会委員、日本歯科医学会学術研究委員会委員長を務める。現在、日本歯科大学、明海大学、東京理科大学の客員教授、長崎大学、新潟大学、東京医科歯科大学の非常勤講師、NEDO評価委員を併任している。『オトナこそ歯が命』（小学館文庫）、『もう虫歯にならない！』（新潮OH！文庫）などの一般向け書籍のほか、歯科関係の専門書、教科書などの執筆多数。

白米《はくまい》が健康寿命《けんこうじゅみょう》を縮《ちぢ》める

最新《さいしん》の医学研究《いがくけんきゅう》でわかった口内細菌《こうないさいきん》の恐怖《きょうふ》

2015年12月20日初版1刷発行

著　者 ── 花田信弘
発行者 ── 駒井　稔
装　幀 ── アラン・チャン
印刷所 ── 萩原印刷
製本所 ── 関川製本
発行所 ── 株式会社光文社
東京都文京区音羽1-16-6（〒112-8011）
http://www.kobunsha.com/
電　話 ── 編集部03(5395)8289　書籍販売部03(5395)8116
業務部03(5395)8125
メール ── sinsyo@kobunsha.com


ISBN 978-4-334-03895-3

780
## 京都　奥の迷い道
街から離れて「穴場」を歩く
柏井壽

嵐山から奥嵯峨へ、妖怪と映画のストリート、手つかずの街・九条、嵐電沿いの道歩き……賑わい溢れる京都中心部から少し離れて、半日ばかり費やして歩きたい五つの道をご案内。

978-4-334-03883-0

781
## 真田幸村と真田丸の真実
徳川家康が恐れた名将
渡邊大門

〝非正規〟の一牢人が、天下人・家康を窮地に陥れる――痛快無比な〝真田幸村〟の物語は「史実」なのか？　これまでの幸村像を一新する、大河ドラマの最高の解説書が登場！

978-4-334-03884-7

782
## 間違いだらけの少年サッカー
残念な指導者と親が未来を潰す
林壮一

怒鳴り過ぎ・教え過ぎ・練習させ過ぎ――日本はアジアで、世界で、なぜ勝てなくなったのか？　日本の育成レベルは本当に高いのか？　少年サッカーの現場を歩き、問題点を抉る。

978-4-334-03885-4

783
## 慢性病を根本から治す
「機能性医学」の考え方
斎藤糧三

食生活から対人関係まで、見直すべき毎日の習慣とは？　うつ病、糖尿病、冷え、不眠症、心臓血管病、腸の不調、アレルギー性疾患ｅｔｃ．「次世代医療」から慢性病の解決策を学ぶ。

978-4-334-03886-1

784
## カープ魂
優勝するために必要なこと
北別府学

「精密機械」と呼ばれ、カープの黄金時代を支えた元エースが、長年優勝から遠ざかるチームに今こそ伝えたい熱き言葉。年代別・名投手トップ5、学生とカープを語る座談会つき。

978-4-334-03887-8

785
# お経のひみつ
島田裕巳

お坊さんが読むお経には、仏教のエッセンスがつまっている。『般若心経』『法華経』など5つのお経を軸に、なんともふしぎで、じわじわおもしろい仏教の世界へ誘う新しい入門書。

978-4-334-03888-5

786
# ケトン体が人類を救う
糖質制限でなぜ健康になるのか
宗田哲男

胎児や赤ちゃんは糖質制限していた！　著者による世界的発見を紹介しながら、糖尿病や肥満だけでなくがんや認知症にも有効なケトン体（脂肪を分解して生成）代謝生活を勧める。

978-4-334-03889-2

787
# 猫を助ける仕事
保護猫カフェ、猫付きシェアハウス
山本葉子　松村徹

猫の殺処分ゼロを目標に、ソーシャルビジネスの手法で猫の保護活動に取り組むNPO法人代表と、不動産研究の第一人者がコラボした、猫と人との共生を考える一冊。

978-4-334-03890-8

788
# ローカル志向の時代
働き方、産業、経済を考えるヒント
松永桂子

都市、農村、フラット化、新たな自営、地域経営ｅｔｃ．いま、地域が面白いのはなぜか。これからの社会・経済を示唆する「小さな変化」を読み、個人と社会のあり方を考える。

978-4-334-03891-5

789
# 創造的脱力
かたい社会に変化をつくる、ゆるいコミュニケーション論
若新雄純

取締役が全員ニート「ＮＥＥＴ株式会社」、課員は現役女子高生「鯖江市役所ＪＫ課」…実験的なプロジェクトの実態と当事者の肉声から、ゆるめるアプローチがうむ「新しい何か」を探る。

978-4-334-03892-2

790
# 遊ぶ力は生きる力
## 齋藤式「感育」おもちゃカタログ
齋藤孝

コミュ力、やり抜く力、機転力。この世の中は学力や成績よりずっと大切なことばかり。子育てに必要なポイントを、「遊び」を軸にわかりやすく解説します。最新おもちゃカタログ付き。

978-4-334-03893-9

791
# 誰でもできる ロビイング入門
## 社会を変える技術
明智カイト

弱者やマイノリティを守るために政治に働きかけること――「草の根ロビイング」の暗黙のルールと、様々な立場からロビイングに関わってきた人たちのテクニックを紹介・解説。

978-4-334-03894-6

792
# 白米が健康寿命を縮める
## 最新の医学研究でわかった口内細菌の恐怖
花田信弘

糖質をエサに口内から血管に侵入した菌が、全身で慢性炎症を起こしている！ 脳梗塞、動脈硬化、がん、認知症etc.の原因となる歯原性菌血症を防ぐため栄養学と口腔ケアの見直しを説く。

978-4-334-03895-3

793
# 受験うつ
## どう克服し、合格をつかむか
吉田たかよし

単なる不調やストレスを越え、うつ病になる受験生が増えている。発病のサイン、対策とは何か？ 脳機能から考えたストレス管理法や効率的な勉強法も教える、全受験生必読の書。

978-4-334-03896-0

794
# 健さんと文太
## 映画プロデューサーの仕事論
日下部五朗

名優・高倉健と菅原文太とともに「任俠」「実録」の一時代を築いた稀代のプロデューサーが、二人の素顔と、企画術やヒットの極意など、あらゆるモノづくりに通底するヒントを公開。

978-4-334-03897-7